高血圧
診療ガイド
2020

高血圧治療ガイドライン 2019 準拠

日本高血圧学会 高血圧診療ガイド2020作成委員会 編

文光堂

■日本高血圧学会 高血圧診療ガイド 2020 作成委員会

委員長

土橋卓也（製鉄記念八幡病院）

委員（五十音順）

日下美穂（日下医院）　　　　　　藤島慎一郎（製鉄記念八幡病院）

斎藤重幸（札幌医科大学）　　　　星出　聡（自治医科大学）

下澤達雄（国際医療福祉大学）　　宮川政昭（宮川内科小児科医院）

平和伸仁（横浜市立大学附属市民総合
　　　　　医療センター）

■執筆者一覧（五十音順）

有馬秀二（近畿大学）　　　　　　土橋卓也（製鉄記念八幡病院）

石田万里（広島大学）　　　　　　冨山博史（東京医科大学）

小倉彩世子（日本大学）　　　　　八田　告（八田内科医院）

甲斐久史（久留米大学）　　　　　平和伸仁（横浜市立大学附属市民総合

勝谷友宏（勝谷医院）　　　　　　　　　　　　医療センター）

金子知代（JR 東日本健康推進センター）　藤島慎一郎（製鉄記念八幡病院）

北園孝成（九州大学）　　　　　　星出　聡（自治医科大学）

日下美穂（日下医院）　　　　　　三戸麻子（国立成育医療研究センター）

小園亮次（小園内科・循環器科）　宮川政昭（宮川内科小児科医院）

斎藤重幸（札幌医科大学）　　　　森　典子（三井記念病院）

下澤達雄（国際医療福祉大学）　　脇坂義信（九州大学）

■ COI の確認と公開

日本医学会の「診療ガイドライン策定参加資格基準ガイダンス」に基づき，過去 3 年間（2017 ～ 2019 年）の COI について，前述の「ガイダンス」の様式で日本高血圧学会のウェブサイト上に公開した.

序　文

　日本高血圧学会は 2000 年に『高血圧治療ガイドライン 2000 年版 (JSH2000)』を発刊して以降，約 5 年ごとに改訂を行っており，2019 年 4 月に第 5 版となる『高血圧治療ガイドライン 2019 (JSH2019)』を発刊した．JSH2019 では，17 項目の Clinical Question（CQ）を作成，Systematic Review（SR）を行って，多くのエビデンスの評価，統合後に推奨文を作成するなど，いままで以上にエビデンスを重視したガイドラインとなった．

　しかしながら，実地診療の現場ではエビデンスが不十分な課題や指針をそのまま適用できない患者，病態などが多く存在する．『高血圧診療ガイド 2020』は，JSH2019 で提示されたエビデンスに基づく診療方針を踏まえつつ，実地診療でどのように対応したらよいかについて簡潔にまとめたものである．JSH2019 の作成委員に加えて実地医家も委員として参加し，「高血圧の診断と疫学」から「二次性高血圧のスクリーニング」，「臓器障害の評価」，「治療計画の策定」，「生活習慣の修正」，「降圧薬治療」と一連の流れを実地診療の目線でまとめ，「治療抵抗性高血圧」，「合併症を有する高血圧の管理」，「女性の高血圧」についても解説した．さらに，「専門医に紹介するポイント」，「患者指導のポイント」と実地診療にとって重要なテーマを取り上げ，高血圧診療に携わる多くの医療従事者に利用していただくことを念頭に置いて作成した．巻末には降圧薬一覧を掲載し，薬剤のクラスごとの特徴や副作用に加えて，個別の薬剤の高血圧以外の適応や特記事項についても記載した．

　高血圧は日本に 4,300 万人いると推定されている最も多い生活習慣病である．医師はもとより，看護師，保健師，薬剤師，管理栄養士などさまざまな職種の医療従事者が，それぞれの専門の立場で高血圧の一次予防，重症化予防を目ざして活動するための手引書として本書を活用していただければ幸いである．

　2020 年 3 月

日本高血圧学会　高血圧診療ガイド 2020 作成委員会

委員長　　土橋卓也

目 次

略語一覧

略　語	和　文	欧　文
ABI	足関節上腕血圧比	ankle brachial pressure index
ABPM	自由行動下血圧測定	ambulatory blood pressure monitoring
ACE	アンジオテンシン変換酵素	angiotensin converting enzyme
ACTH	副腎皮質刺激ホルモン	adrenocorticotropic hormone
ARB	アンジオテンシンⅡ受容体拮抗薬	angiotensin Ⅱ receptor blocker
ARC	活性型レニン濃度	active renin concentration
ARR	アルドステロン/レニン比	aldosterone-to-renin ratio
AT	アンジオテンシン	angiotensin
BMI	体格指数	body mass index
BP	血圧	blood pressure
CAVI	心臓足首血管指数	cardio-ankle vascular index
CK	クレアチンキナーゼ	creatine kinase
CKD	慢性腎臓病	chronic kidney disease
CO	心拍出量	cardiac output
CPAP	持続的陽圧呼吸	continuous positive airway pressure
CRH	コルチコトロピン放出ホルモン	corticotropin-releasing hormone
CVD	脳心血管病	cerebral cardiovascular disease
DBP	拡張期血圧	diastolic blood pressure
DHP	ジヒドロピリジン	dihydropyridine
DIC	播種性血管内凝固症候群	disseminated intravascular coagulation syndrome
DKD	糖尿病性腎臓病	diabetic kidney disease
DOC	デオキシコルチコステロン	deoxycorticosterone
DPP-4	ジペプチジルペプチダーゼ4	dipeptidyl peptidase-4
DRI	直接的レニン阻害薬	direct renin inhibitor
eGFR	推算糸球体濾過量	estimated glomerular filtration rate
FMD	血流依存性血管拡張反応	flow-mediated vasodilatation
HDP	妊娠高血圧症候群	hypertensive disorders of pregnancy
HRT	ホルモン補充療法	hormone replacement therapy
IGF-1	インスリン様成長因子1	insulin-like growth factor-1
IMT	内膜中膜複合体厚	intima-media thickness
LVEF	左室駆出率	left ventricular ejection fraction
MR	ミネラルコルチコイド受容体	mineralocorticoid receptor
OSAS	閉塞性睡眠時無呼吸症候群	obstructive sleep apnea syndrome
PA	原発性アルドステロン症	primary aldosteronism
PAC	血漿アルドステロン濃度	plasma aldosterone concentration
PAD	末梢動脈疾患	peripheral arterial disease
PAF	集団寄与危険割合	population attributable fraction
PP	脈圧	pulse pressure
PRA	血漿レニン活性	plasma renin activity
PWV	脈波伝播速度	pulse wave velocity
RA	レニン-アンジオテンシン	renin-angiotensin
RDN	腎交感神経デナベーション	renal sympathetic denervation
SBP	収縮期血圧	systolic blood pressure
TPR	末梢血管抵抗	total peripheral resistance

1 高血圧の診断と疫学

A 血圧とは

- 血管内に生じる圧力が血圧（BP）であるが，動脈内の血圧を動脈圧，静脈内の圧を静脈圧といい，一般的に血圧は動脈圧をさす．
- 血圧は各心周期に従い，収縮期血圧（SBP）と拡張期血圧（DBP）が測定される．
- SBP，DBPに加え，これらから算定される脈圧（PP），平均血圧が指標として用いられる．
- 適正血圧であることにより全身組織への血液灌流が保たれ，正常な生体機能が維持される．
- 血圧（平均血圧）は心拍出量（CO）と末梢血管抵抗（TPR）の関数として定義される（BP＝CO×TPR）．
- 脈波が血管分岐部で反射して生じる反射波も血圧を構成する．
- 血圧は心機能と脳，心を含む全身の血管の状態をあらわし，これらの簡便な生体情報の指標となる．
- 血圧は，心機能，腎機能，神経系機能，内分泌系機能などの各機能により恒常性が維持されている．
- 心，腎，神経系，内分泌系などの疾患により血圧値の変動が発生し，これらの疾患の症候としての血圧異常（二次性高血圧）を呈することがある．
- 血圧は，興奮・不安・恐怖などの精神状態，運動（体動），体重変化，気温などの環境要因，食事（内容，時間）などに影響され，日内変動，季節変動，受診間変動などの動揺が絶えず生じる．
- 以上のことを考慮して血圧値を評価する．

用語解説

収縮期血圧（systolic blood pressure：SBP）
　最高血圧とも呼ぶ．収縮期の大動脈弁開放時に左心室収縮によって生じる動脈血管壁へ加わる圧を反映する．

拡張期血圧（diastolic blood pressure：DBP）
　最低血圧とも呼ぶ．大動脈弁閉鎖時の拡張期に生じる，収縮期に弾性血管の壁に加わった圧の変化を反映する．

脈圧（pulse pressure：PP）
　収縮期血圧と拡張期血圧の差（PP＝SBP－DBP）．動脈硬化などで大動脈の伸展性が低下すると，一定の血流量を維持するためにSBPは上昇，DBPは低下し，PPは大きくなる．

1 高血圧の診断と疫学

2 二次性高血圧のスクリーニング

3 臓器障害の評価

4 治療計画の策定

5 生活習慣の修正

6 降圧薬治療

7 治療抵抗性高血圧

8 合併症を有する高血圧の管理

9 女性の高血圧

10 専門医に紹介するポイント

11 患者指導のポイント

平均血圧

　動脈圧波形を平均化したもの．近似的に平均血圧＝DBP＋PP/3であらわされる．臨床的には臓器灌流量を示す指標と考えられる．

反射波

　通常は拡張期に反射波が血圧測定部位の圧波形に重なる．動脈硬化が進むと反射波が早く返って来るため収縮期に重なり，収縮期血圧の上昇と拡張期血圧の低下につながる．

B　血圧計

- 水銀血圧計は2021年以降，製造・輸出入が禁止される．
- 医療機関においては，国内で正式に販売認証されている上腕式の医用電子血圧計が推奨される（**図1a**）．
- 電子圧力柱血圧計は，水銀血圧計とほぼ同じ手技で測定できる．水銀血圧計の後継として，特に疫学研究などで水銀血圧計での測定値との比較が求められるような場合に推奨される（**図1b**）．
- バネ式アネロイド血圧計は，構造的に衝撃や経年変化で誤差が生じやすいため推奨されない．使用する場合も，劣化が疑われる場合は速やかに廃棄交換する．
- 手首カフ式の血圧計は，測定条件を整える必要があることなどから，臨床現場での治療方針決定に用いる機器としては不適切であり，家庭血圧測定機器としても一般には推奨しない．
- 血圧計は正常に動作することを日頃より確認する日常点検，ならびに定期的に詳細に行う定期点検が重要である．

図1　血圧計

a
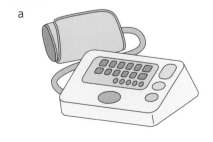

b
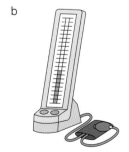

a：電子血圧計，b：電子圧力柱血圧計．

C　血圧の評価：診察室血圧と診察室外血圧

● 医療施設，健診の場などで測定された血圧を診察室血圧という．
● 標準的な診察室血圧測定の要点を表1に示す．
● 診察室外血圧には家庭血圧および自由行動下血圧がある．

表1　診察室血圧測定法

1．装置	a．電子圧力柱（擬似水銀）血圧計またはアネロイド血圧計を用いた聴診法による測定，および上腕式の自動血圧計による測定が用いられる． b．聴診法では，カフ内ゴム囊の幅13 cm，長さ22〜24 cmのカフを用いる．上腕周27 cm未満では小児用カフ，太い腕（腕周34 cm以上）では成人用大型カフを使用する．
2．測定時の条件	a．静かで適当な室温の環境． b．背もたれつきの椅子に脚を組まずに座って数分の安静後． c．会話を交わさない． d．測定前に喫煙，飲酒，カフェインの摂取を行わない．
3．測定法	a．前腕を支え台などに置き，カフ下端を肘窩より2〜3 cm上に巻き，カフ中央を心臓の高さ（胸骨中央あるいは第4肋間）に維持する． b．聴診法では橈骨動脈あるいは上腕動脈を触診しながら急速にカフを加圧し，脈拍が消失する血圧値より30 mmHg以上高くして聴診器を当てる． c．カフの排気速度は2〜3 mmHg/拍あるいは秒． d．聴診法ではコロトコフ第I相の開始を収縮期血圧，第V相の開始を拡張期血圧とする．
4．測定回数	1〜2分の間隔をあけて少なくとも2回測定．この2回の測定値が大きく異なっている場合には，追加測定を行う．
5．判定	a．安定した値を示した2回の平均値を血圧値とする． b．高血圧の診断は少なくとも2回以上の異なる機会における血圧値に基づいて行う．
6．その他の注意	a．初診時には，上腕の血圧左右差を確認．以後は，測定側（右または左）を記載． b．厚手のシャツ，上着の上からカフを巻いてはいけない．厚地のシャツをたくし上げて上腕を圧迫してはいけない． c．糖尿病，高齢者など起立性低血圧の認められる病態では，立位1分および3分の血圧測定を行い，起立性低血圧の有無を確認． d．聴診法では，聴診者は十分な聴力を有する者で，かつ測定のための十分な指導を受けた者でなくてはならない． e．脈拍数も必ず測定し記録．

（日本高血圧学会高血圧治療ガイドライン作成委員会（編）：高血圧治療ガイドライン2019，p14より引用改変）

1 高血圧の診断と疫学
2 二次性高血圧のスクリーニング
3 臓器障害の評価
4 治療計画の策定
5 生活習慣の修正
6 降圧薬治療
7 治療抵抗性高血圧
8 合併症を有する高血圧の管理
9 女性の高血圧
10 専門医に紹介するポイント
11 患者指導のポイント

D 高血圧の診断

- 成人における高血圧の診断手順を**図2**に示す．また，診察室血圧，家庭血圧による高血圧の基準を**表2**に示す．

1 診察室血圧

- SBP と DBP が異なる分類に属する場合は高い方の分類に区分する（例：SBP 145 mmHg，DBP 70 mmHg の場合はⅠ度高血圧と区分する）．
- 120/80 mmHg を超えて血圧が高くなるほど，脳心血管病，慢性腎臓病などの罹患リスクおよび死亡リスクは高くなる．
- 高血圧は血圧値により，Ⅰ～Ⅲ度高血圧に分類される．
- 診察室血圧 SBP 140 mmHg 以上かつ DBP 90 mmHg 未満を（孤立性）収縮期高血圧とする．
- 血圧分類に従い予後影響因子を加味し，脳心血管病リスクの層別化を行い，高血圧管理計画を立てる（後述）．

図2　血圧測定と高血圧診断手順

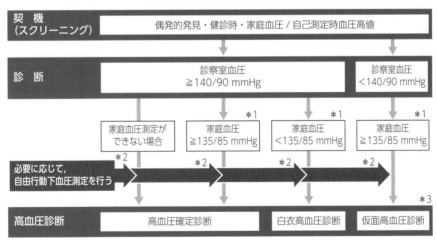

*1 診察室血圧と家庭血圧の診断が異なる場合は家庭血圧の診断を優先する．自己測定血圧とは，公共の施設にある自動血圧計や職域，薬局などにある自動血圧計で自己測定された血圧をさす．

*2 自由行動下血圧の高血圧基準は，24 時間平均 130/80 mmHg 以上，昼間平均 135/85 mmHg 以上，夜間平均 120/70 mmHg 以上である．自由行動下血圧測定が実施可能であった場合，自由行動下血圧値のいずれかが基準値以上を示した場合，高血圧あるいは仮面高血圧と判定される．また，すべてが基準値未満を示した場合は正常あるいは白衣高血圧と判定される．

*3 この診断手順は未治療高血圧対象に当てはまる手順であるが，仮面高血圧は治療中高血圧にも存在することに注意する必要がある．

（日本高血圧学会高血圧治療ガイドライン作成委員会（編）：高血圧治療ガイドライン 2019，p20 より引用）

表2　成人における血圧値の分類

分　類	診察室血圧（mmHg）			家庭血圧（mmHg）		
	収縮期血圧		拡張期血圧	収縮期血圧		拡張期血圧
正常血圧	＜120	かつ	＜80	＜115	かつ	＜75
正常高値血圧	120～129	かつ	＜80	115～124	かつ	＜75
高値血圧	130～139	かつ／または	80～89	125～134	かつ／または	75～84
Ⅰ度高血圧	140～159	かつ／または	90～99	135～144	かつ／または	85～89
Ⅱ度高血圧	160～179	かつ／または	100～109	145～159	かつ／または	90～99
Ⅲ度高血圧	≧180	かつ／または	≧110	≧160	かつ／または	≧100
（孤立性）収縮期高血圧	≧140	かつ	＜90	≧135	かつ	＜85

（日本高血圧学会高血圧治療ガイドライン作成委員会（編）：高血圧治療ガイドライン2019，p18より引用）

2　診察室外血圧

- 家庭血圧の測定方法を表3に示す.
- 家庭血圧は原則2回測定し，その平均値をその機会の血圧値として用いる. 1機会に1回のみ測定した場合には，その値をその機会の血圧値として用いる.
- 家庭血圧による高血圧診断，降圧薬の効果判定には，7日間（少なくとも5日間）の朝・晩それぞれの測定値の平均値を用いる.
- 家庭血圧測定による血圧分類を表2に示す.
- 正常血圧，正常高値血圧，高値血圧では家庭血圧は診察室血圧からSBP，DBPともに5mmHgを引いた値で血圧分類を行うが，Ⅰ，Ⅱ，Ⅲ度高血圧は表2に従い血圧分類を行う.
- 高血圧治療中の患者において診察室血圧が基準値以上で診察室外血圧が基準値未満の場合，白衣現象または白衣効果を伴う高血圧と表現し，治療の評価には診察室外血圧を優先して用いる.
- 自由行動下血圧測定（ABPM）の主な適応要件を表4に示す.

MEMO　血圧日内変動パターンとその異常

　血圧日内リズムが正常であれば，夜間血圧は昼間の覚醒時に比較して10～20％低下する. この正常型をdipperと呼び，夜間の血圧低下が少ない型（夜間血圧下降度0～10％）をnon-dipper，夜間に血圧上昇を示す型をriserという. non-dipperやriserでは脳，心臓，腎臓の臓器障害が強く，脳心血管死亡のリスクが高い.

1
高血圧の
診断と疫学

2
二次性高血圧の
スクリーニング

3
臓器障害の評価

4
治療計画の策定

5
生活習慣の修正

6
降圧薬治療

7
治療抵抗性
高血圧

8
合併症を有する
高血圧の管理

9
女性の
高血圧

10
専門医に紹介
するポイント

11
患者指導の
ポイント

表 3　家庭血圧測定の方法・条件・評価

1．装　置	上腕カフ・オシロメトリック法に基づく装置
2．測定環境	1) 静かで適当な室温の環境 2) 原則として背もたれつきの椅子に脚を組まずに座って 1 〜 2 分の安静後 3) 会話を交わさない環境 4) 測定前に喫煙，飲酒，カフェインの摂取は行わない 5) カフ位置を心臓の高さに維持できる環境
3．測定条件	1) 必須条件 　a) 朝（起床後）1 時間以内 　　排尿後 　　朝の服薬前 　　朝食前 　　座位 1 〜 2 分安静後 　b) 晩（就床前） 　　座位 1 〜 2 分安静後 2) 追加条件 　a) 指示により，夕食前，晩の服薬前，入浴前，飲酒前など 　　その他適宜．自覚症状のある時，休日昼間，深夜睡眠時
4．測定回数と 　その扱い	1 機会に原則 2 回測定し，その平均をとる 1 機会に 1 回のみ測定した場合には，1 回のみの血圧値をその機会の血圧値として用いる
5．測定期間	できる限り長期間
6．記　録	すべての測定値を記録する
7．評価の対象	朝測定値 7 日間（少なくとも 5 日間）の平均値 晩測定値 7 日間（少なくとも 5 日間）の平均値 すべての個々の測定値
8．評　価	高血圧　　　朝・晩いずれかの平均値≧135/85 mmHg 正常血圧　　朝・晩それぞれの平均値＜115/75 mmHg

（日本高血圧学会高血圧治療ガイドライン作成委員会（編）：高血圧治療ガイドライン 2019，p16 より引用改変）

● ABPM を実施した場合の高血圧基準は，24 時間平均血圧 130/80 mmHg 以上，昼間平均血圧 135/85 mmHg 以上，夜間平均血圧 120/70 mmHg 以上のいずれかである（図 2）．

3　白衣高血圧

● 診察室血圧が高血圧区分で，家庭血圧が SBP 135 mmHg 未満かつ DBP 85 mmHg 未満である場合，白衣高血圧とする．

● 診察室外血圧（家庭血圧，自由行動下血圧など）により診断される白衣現象または白衣効果を伴う高血圧は高血圧患者の 15 〜 30％にみられ，高齢者でその割合が増加する．

● 白衣高血圧者は，非高血圧者と比べて脳心血管イベントリスクが高い．また，持続性高血圧への移行リスクが高いことが報告されている．

表4　自由行動下血圧測定（ABPM）の適応

1．家庭血圧が135/85 mmHg を前後する，あるいは診察室血圧が140/90 mmHg を 前後し，高血圧の判断が困難な場合

2．家庭血圧が125 〜 134/75 〜 84 mmHg の高値血圧を示す場合

3．家庭血圧の変動が大きい場合
　　a．家庭血圧で，白衣高血圧が確定しない場合
　　b．家庭血圧で，仮面高血圧が確定しない場合
　　c．職場高血圧が疑われ，職場で血圧自己測定が行えない場合
　　d．家庭血圧で治療抵抗性高血圧の診断が確定しない場合
　　e．夜間高血圧，non-dipper，riser が疑われ，家庭血圧で夜間血圧が測定されない場合

4．血圧短期変動性を問題にする場合
　　a．偶発的で一過性の高血圧，低血圧が認められる場合
　　b．家庭血圧，診察室血圧が大きく動揺する場合

5．家庭血圧と診察室血圧の差異が極めて大きい場合

（日本高血圧学会高血圧治療ガイドライン作成委員会（編）：高血圧治療ガイドライン2019，p17 より引用）

●従って，白衣高血圧者に対しては注意深い経過観察が必要である．

4　仮面高血圧

●診察室血圧が非高血圧（正常血圧，正常高値血圧，高値血圧）で，家庭血圧がSBP 135 mmHg 以上かつ／またはDBP 85 mmHg 以上である場合，仮面高血圧と定義される．

●仮面高血圧には種々の病態が含まれる可能性がある（図3）.

●診察室外血圧（家庭血圧，自由行動下血圧など）により診断される仮面高血圧には早朝高血圧（早朝血圧 ≧ 135/85 mmHg），夜間高血圧（夜間血圧 ≧ 120/70 mmHg），昼間高血圧（昼間血圧 ≧ 135/85 mmHg）が含まれる．

●仮面高血圧は非高血圧の一般住民の10 〜 15％，140/90 mmHg 未満にコントロールされている降圧治療中の高血圧患者の約30％にみられる．

●未治療仮面高血圧の脳心血管イベントリスクは持続性高血圧と同程度であり，高血圧と考えて対応する．

E　高血圧の疫学

1　高血圧の予後と管理状況

●わが国で実施されているコホート研究より，120/80 mmHg を超えて血圧が高くなるほど，脳心血管病，慢性腎臓病（CKD）などの罹患リスクおよび死亡リスクが高くなることが知られている（図4）.

●集団寄与危険割合（PAF）を検討すると，脳心血管病死亡の約50％が，

1 高血圧の診断と疫学

2 二次性高血圧のスクリーニング

3 臓器障害の評価

4 治療計画の策定

5 生活習慣の修正

6 降圧薬治療

7 治療抵抗性高血圧

8 合併症を有する高血圧の管理

9 女性の高血圧

10 専門医に紹介するポイント

11 患者指導のポイント

図3　仮面高血圧に含まれる病態とその因子

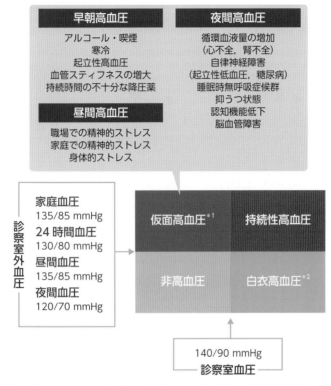

*¹ 治療中患者の仮面高血圧は治療中仮面高血圧と記載される．仮面コントロール不良高血圧と記載される場合もある．

*² 治療中の場合は，白衣現象または白衣効果を伴う高血圧と記載される．

（日本高血圧学会高血圧治療ガイドライン作成委員会（編）：高血圧治療ガイドライン2019，p21 より引用）

120/80 mmHg（正常血圧）を超える血圧高値に起因するものと推定される（図4）.

- わが国における高血圧に起因する脳心血管病死亡者数（過剰死亡）は年間約10万人と推定され，脳心血管病死亡の要因として最大である．
- 血圧指標の中ではSBPが脳心血管病リスクをより強く予測し，他の危険因子の合併により脳心血管病リスクはさらに高くなる．
- 高血圧は，推算糸球体濾過量（eGFR）低下，CKD，さらには末期腎不全の発症リスクを上昇させる．
- わが国の高血圧者数は約4,300万人と推定され，そのうち3,100万人（72%）が140/90 mmHg以上の管理不良である．
- 3,100万人の管理不良の者のうち，自らの高血圧を認識していない者が1,400万人（高血圧者の33%），認識しているが未治療の者が450万人（同10%），薬物治療を受けているが管理不良の者が1,250万人（同29%）と推計される．
- 高血圧管理率（降圧薬服用者のうち血圧140/90 mmHg未満の者の割合）は上昇しているが，男性では約40%前後，女性では約45%前後にとどまっている．

図4 血圧レベル別の脳心血管病死亡ハザード比と集団寄与危険割合（PAF）

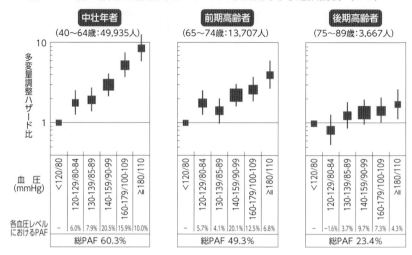

（EPOCH-JAPAN，国内 10 コホート（男女計 7 万人）のメタ解析，年齢階級別）

注1 ハザード比は年齢，性，コホート，body mass index（BMI），総コレステロール値，喫煙，飲酒にて調整.

注2 PAF（集団寄与危険割合）は集団すべてが 120/80 mmHg 未満であった場合に予防できたと推定される死亡者の割合を示す.

（Fujiyoshi A et al：Blood pressure categories and long-term risk of cardiovascular disease according to age group in Japanese men and women. Hypertens Res, 35, 9, 947-953, 2012 より作成）

2 日本人の高血圧の特徴

- 加齢とともに高血圧有病率は上昇し，50 歳代以上の男性と 60 歳代以上の女性では 50％を超えている.

- 高血圧有病率は，女性では各年齢階級で低下傾向がみられるものの，50 歳代以上の男性では低下傾向が明確でない.

- 食塩摂取量は年々低下傾向にあるが，2016 年の国民健康・栄養調査の結果では，国民 1 人 1 日当たりの食塩摂取量は平均 9.9 g（男性 10.8 g，女性 9.2 g）であった.

- 2016 年の国民健康・栄養調査における 20 歳以上の男性の肥満者（BMI 25 kg/m^2 以上）の割合は 31％で，過去 30 年で約 2 倍になり，男性では肥満を伴う高血圧者が増加している.

F 高血圧への対策

- 高血圧の診断と治療法に長足の進歩がみられ，高血圧治療ガイドラインも策定されているにもかかわらず，高血圧はわが国の循環器疾患による死亡の最大の原因である．
- 不十分な血圧管理の背景には，服薬アドヒアランスの不良，不適切な生活習慣とともに clinical inertia（臨床イナーシャ）がある．
- 健康日本 21（第 2 次）では，食生活・身体活動・飲酒などの対策推進により，国民の SBP 平均値を 10 年間で 4 mmHg 低下させることを目標としている（図 5）．
- これにより脳卒中死亡数が年間約 1 万人，冠動脈疾患死亡数が年間約 5 千人減少すると推計される．
- 「健康寿命の延伸等を図るための脳卒中，心臓病その他の循環器病に係る対策に関する基本法」の公布により，循環器病発症予防として重要な高血圧対策も社会全体として加速されることが期待される．

図 5 健康日本 21（第 2 次）における循環器の目標設定の考え方

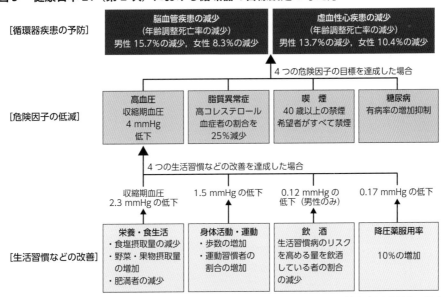

(厚生科学審議会地域保健健康増進栄養部会，次期国民健康づくり運動プラン策定専門委員会：健康日本 21（第 2 次）の推進に関する参考資料（平成 24 年 7 月）．https://www.mhlw.go.jp/bunya/kenkou/dl/kenkounippon21_02.pdf（2019 年 7 月閲覧）より引用)

用語解説

clinical inertia（臨床イナーシャ）

　高血圧，糖尿病，脂質異常症など自覚症状のない疾患で治療が十分に行われていない要因として臨床イナーシャ（惰性）があり，医療提供側，患者側，医療制度の問題など，多くの要因がある．高血圧診療では「高血圧であるにもかかわらず治療を開始しない」，「ガイドラインで示されている降圧目標よりも高いにもかかわらず治療を強化せず，そのまま様子を見る」などがあり，啓発，教育を行って取り組むべき課題である．

患者への説明の ポイント

- 高血圧は無症候で経過するが，決して放置してはならないことを説明する．
- 無症候でも動脈硬化性疾患が進行している場合（サイレントキラー）もあり，心筋梗塞や脳卒中の予防のためには，動脈硬化の評価は必要であることを納得してもらう．
- そのためには，高血圧が日本人の脳心血管疾患の最大の危険因子であり，寿命のみならず，健康寿命を延伸させるうえでも血圧の管理が必要であることを説明する．

1 高血圧の診断と疫学

2 二次性高血圧のスクリーニング

3 臓器障害の評価

4 治療計画の策定

5 生活習慣の修正

6 降圧薬治療

7 治療抵抗性高血圧

8 合併症を有する高血圧の管理

9 女性の高血圧

10 専門医に紹介するポイント

11 患者指導のポイント

A 二次性高血圧総論

● 二次性高血圧は特定の原因による高血圧で，本態性高血圧とは病態・治療方針が大きく異なる．治療抵抗性であることが多いが，原因を同定して治療することにより効果的に降圧できるため，適切に診断することが重要である．

● 二次性高血圧の頻度は以前考えられていたよりも高く，少なくとも全高血圧患者の 10% 以上に上る．特に，原発性アルドステロン症は高血圧患者の 5 ～ 10% を占めると報告されている．

● 二次性高血圧の可能性はすべての高血圧患者の診療において念頭におくべきであり（表 5），下記のような所見を見逃さずに適切な検査を行う．

二次性高血圧を疑う所見

1．若年発症の高血圧

2．重症高血圧

3．治療抵抗性高血圧

4．それまで良好だった血圧の管理が難しくなった場合

5．急速に発症した高血圧

6．血圧値に比較して臓器障害が強い場合

7．血圧変動が大きい場合

二次性高血圧の診断に導くポイント

1．レニン，アルドステロンの測定

2．顔と体をよく診る

3．腎機能と電解質（ナトリウム,カリウム,クロール,カルシウム,リン）のチェック

4．いびきの有無の問診

5．降圧薬以外の使用薬剤（非ステロイド性抗炎症薬（NSAIDs），漢方薬，抗がん薬），サプリメント，嗜好品の確認

表5　二次性高血圧の原因疾患と示唆する所見

原因疾患	示唆する身体所見や病歴	示唆する血液・尿所見
腎臓と関連した二次性高血圧		
腎血管性高血圧	RA系阻害薬で腎機能悪化，夜間多尿	低カリウム血症
腎実質性高血圧	腎疾患の既往	クレアチニン上昇，蛋白尿，血尿
内分泌性の二次性高血圧		
原発性アルドステロン症	夜間多尿，偶発的に副腎腫瘍を指摘	低カリウム血症
クッシング症候群*	中心性肥満，満月様顔貌，年齢不相応の骨粗鬆症	高血糖，低カリウム血症
褐色細胞腫	動揺性高血圧，動悸，頭痛，発汗	高血糖
甲状腺機能低下症	徐脈，浮腫，活動性減少	脂質・CK・LDH高値
甲状腺機能亢進症	頻脈，発汗，体重減少	コレステロール低値
副甲状腺機能亢進症	夜間多尿，口渇感	高カルシウム血症
その他の二次性高血圧		
睡眠時無呼吸症候群	日中の眠気，早朝高血圧，いびき，肥満	
薬剤誘発性高血圧	服薬歴，動揺性高血圧	低カリウム血症
大動脈縮窄症	血圧上下肢差，血管雑音	
脳幹部血管圧迫	治療抵抗性高血圧，顔面けいれん，三叉神経痛	

*サブクリニカルクッシング症候群では，クッシング徴候を欠くが二次性高血圧の原因となりうる.
RA：レニン-アンジオテンシン，CK：クレアチンキナーゼ，LDH：乳酸脱水素酵素.

1 レニンとアルドステロンの評価

Ⓐ レニンとアルドステロンを測定することの意義

● レニン活性（レニン濃度）とアルドステロン濃度を測定することは，原発性アルドステロン症のスクリーニングだけでなく，高血圧患者のさまざまな病態を評価するのに有用である（**表6**）.

表6　高血圧患者でレニンとアルドステロンのパターンから疑うべき病態（日常診療で特に注意が必要な病態）

	高アルドステロン	低アルドステロン
高レニン	腎血管性高血圧 褐色細胞腫	RA系阻害薬投与
低レニン	原発性アルドステロン症	外因性ステロイド投与 甘草が含まれる漢方薬などによる偽性アルドステロン症

1 高血圧の診断と疫学

2 二次性高血圧のスクリーニング

3 臓器障害の評価

4 治療計画の策定

5 生活習慣の修正

6 降圧薬治療

7 治療抵抗性高血圧

8 合併症を有する高血圧の管理

9 女性の高血圧

10 専門医に紹介するポイント

11 患者指導のポイント

Ⓑ 測定に際して注意するべき薬剤の影響（表7）

表7　PAC，PRA および ARR に及ぼす各種降圧薬の影響

	PAC （アルドステロン濃度）	PRA （レニン活性）	ARR （アルドステロン / レニン比）
ACE 阻害薬 /ARB	↓	↑↑	↓
Ca 拮抗薬	→－↓	↑	↓
MR 拮抗薬 サイアザイド系利尿薬	↑	↑↑	↓
β遮断薬	↓	↓↓	↑
直接的レニン阻害薬	↓	↓↓	↑

ACE：アンジオテンシン変換酵素，ARB：アンジオテンシンⅡ受容体拮抗薬，MR：ミネラルコルチコイド受容体.
（日本高血圧学会高血圧治療ガイドライン作成委員会（編）：高血圧治療ガイドライン2019，p186 より引用改変）

● ただし，ARR に対する Ca 拮抗薬の影響は ACE 阻害薬，ARB と比較して軽度である.
● 降圧薬の影響を除くために，二次性高血圧を疑う患者では降圧薬治療開始前に検査することを勧める. 二次性高血圧は，降圧薬治療中に治療抵抗性高血圧で疑うことも多い. 原発性アルドステロン症のスクリーニングでは，Ca 拮抗薬やα遮断薬のみへの変更が困難な場合は，降圧薬を変更せずにレニン，アルドステロンを測定することも可能である. 特に，β遮断薬，直接的レニン阻害薬以外の降圧薬内服中でレニン抑制（≦ 1 ng/mL/ 時）を示す時は，降圧薬の変更や休薬の必要はない.

2 身体所見

● クッシング症候群のような特徴的身体所見を有する場合もあるが，多くは身体所見に乏しい.
● 甲状腺機能異常による高血圧との鑑別のために甲状腺の触診を行う.

3 血液一般検査

● 腎機能の検査は腎実質性，腎血管性高血圧の診断の補助となる.
● カルシウム，リンは副甲状腺機能異常による高血圧との鑑別に用いられる.

4 病　歴

● 生活歴として睡眠状態の確認を行う. 睡眠時無呼吸症候群は高血圧の原因となる.
● 併用薬による血圧上昇の確認は必要である.

1 高血圧の診断と疫学

2 二次性高血圧のスクリーニング

3 臓器障害の評価

4 治療計画の策定

5 生活習慣の修正

6 降圧薬治療

7 治療抵抗性高血圧

8 合併症を有する高血圧の管理

9 女性の高血圧

10 専門医に紹介するポイント

11 患者指導のポイント

患者への説明の ポ イ ン ト

- 二次性高血圧は高血圧症発症後にも起こりうるので，血圧のコントロールが悪くなった時には再度スクリーニングを行うことが必要であることを説明したうえで検査を行う．
- 二次性高血圧に対する侵襲的検査や侵襲的治療を行う際には，治療によって血圧が正常化しない可能性があること，検査や治療に伴うリスクと期待されるベネフィットを十分に説明する．
- 高血圧病歴が長い場合は，二次性高血圧の原因を除去しても血圧が正常化しない可能性もあること，一方で適切な薬剤選択，薬剤の減量，臓器の保護のために有益であることを説明する．
- ホルモン，カリウム，腎臓，副腎といった専門用語は患者には理解しづらいので，適宜イラストなどを用いて患者が理解できるように説明を行う．

B 腎血管性高血圧

- 片側または両側の腎動脈の狭窄や閉塞が高血圧の原因となっている病態である．
- 腎血管性高血圧は高血圧患者の約1%（冠動脈疾患，脳血管疾患の剖検例の約10%）に認められる．
- 原因としては以下のようなものがあげられる．
  - ①粥状硬化：中高年に多い，腎動脈起始部の狭窄
  - ②線維筋性異形成：若・中年で見つかることが多い，腎動脈中遠位部の数珠状狭窄
  - ③大動脈炎症候群（高安動脈炎）：若年女性，血圧の上下肢差と左右差
  - ④その他：先天性奇形，大動脈解離，腎外からの腎動脈圧迫・血栓・塞栓

腎血管性高血圧を疑う所見

- 若年発症の高血圧
- 夜間多尿
- 治療抵抗性高血圧，悪性高血圧
- RA系阻害薬開始後の腎機能の増悪
- 説明のつかない腎機能障害，腎萎縮または腎サイズの 左右差（1.5 cm 以上）
- 説明のつかない突然発症型肺水腫
- 脳心血管病の合併
- 腹部の血管雑音
- 低カリウム血症

1 高血圧の診断と疫学

2 二次性高血圧のスクリーニング

3 臓器障害の評価

4 治療計画の策定

5 生活習慣の修正

6 降圧薬治療

7 治療抵抗性高血圧

8 合併症を有する高血圧の管理

9 女性の高血圧

10 専門医に紹介するポイント

11 患者指導のポイント

- 治療は以下の内科的，外科的治療が行われる．
  - ・降圧薬治療では RA 系阻害薬を少量より開始し，過度な降圧や高カリウム血症，腎機能低下に注意しながら用量を調整する．
  - ・ただし，両側腎動脈狭窄の場合，急速な腎機能増悪リスクより RA 系阻害薬は禁忌．
  - ・血行再建術としての経皮的血管形成術を選択した場合，線維筋性異形成ではステントなしで，粥状硬化ではステントを併用することが多い．
  - ・降圧治療と経皮的血管形成術の腎保護効果はほぼ同等とされている．

C 腎実質性高血圧

- 腎臓は，塩分排泄，体液量の調節，RA 系ホルモンの調節などで，全身の血圧調整に重要な役割を担っている．
- 腎実質性高血圧とは，糸球体腎炎，多発性嚢胞腎，糖尿病性腎症といった，糸球体疾患や尿細管間質疾患など，腎臓そのものの病気が血圧を上昇させる直接的な原因となる，すなわち「腎実質疾患に引き続いて起こる二次性の高血圧」である．
- 腎実質性高血圧は二次性高血圧の中でも頻度が高く，高血圧全体の 2〜5% を占めるとされる．
- 腎疾患に合併する高血圧の中には，慢性腎臓病（CKD）と本態性高血圧の合併や，高血圧によって腎障害が生じる腎硬化症に伴うものなどもあげられるが，これらは腎実質性高血圧には含まれず，あくまで腎実質の病変による腎障害が高血圧に先行する場合に限り，腎実質性高血圧と定義する．
- 腎実質性疾患の具体的なものは糸球体疾患，尿細管間質疾患に大別され，多岐にわたっている（表8）．
- 腎実質性疾患における高血圧の病態は，糸球体疾患では病初期から高血圧が発症するのに対し，間質性腎疾患では疾病が末期に進展してから高血圧が発症することが多く，多発性嚢胞腎では初期から高血圧の頻度が高いなど，疾病ごとに一定の傾向がある．
- 腎実質性高血圧を鑑別する際には，家族歴や生活歴，健康食品などの摂取状況を聴取する．過去には，中国製の痩せ薬に含まれるアリストロキア酸によって，腎不全になったケースもある．

腎実質性高血圧を疑って早期に専門医に紹介すべき病態

- 高血圧に先行する腎疾患の存在（腎機能障害，尿検査異常）
- 高血圧治療中で，急激な腎機能悪化や尿所見の悪化
- 浮腫と貧血を伴う高血圧

表8 二次性高血圧をきたす腎実質性疾患の例

糸球体疾患	尿細管間質疾患
糸球体腎炎（急性・慢性） 糖尿病性腎症 膠原病による腎障害 肝炎ウイルス関連腎炎 HIV 関連腎炎	間質性腎炎（急性・慢性） 多発性嚢胞腎 骨髄腫腎 痛風腎 腎アミロイドーシス 薬剤性腎障害 急性尿細管壊死 腎梗塞 腎盂腎炎 水腎症 腎移植後

HIV：ヒト免疫不全ウイルス.

COLUMN

尿所見の評価

　腎実質性高血圧のスクリーニングで，尿所見の評価は一つの key である.

　尿検査は，尿定性のみならず，尿沈渣まで評価する．尿定性における尿蛋白濃度は，以下のように大まかに評価できる.

　定性で尿蛋白が「1＋」以上の場合は，尿中の蛋白濃度（U-TP）とクレアチニン濃度（U-Cre）を測定し，U-TP/U-Cre（TP/Cre）を計算することで，1日当たりの蛋白尿の量を推測できる．ただし，四肢欠損や高齢者など，筋肉量に偏りがある症例には当てはまらないことに注意する．また，通常尿で尿蛋白が陽性でも，早朝尿が陰性の場合は，起立性蛋白尿を疑う.

　一方，尿潜血を認めた場合，「糸球体性血尿」（腎炎など糸球体の炎症に伴う．以前の「変形赤血球」のこと）や，硝子円柱以外の多彩な円柱を認める場合には腎実質性疾患を積極的に疑う.

D　内分泌性高血圧

1　原発性アルドステロン症

- **スクリーニング検査**：レニン，アルドステロン，電解質，腎機能を複数回測定し，スクリーニング基準を超える場合，高血圧専門医あるいは内分泌専門医へ紹介する.
- 立位ラシックス負荷，カプトプリル負荷，生理食塩水負荷試験，経口食塩負荷などを行い判断していく.
- JSH2019 によれば PAC/PRA 比（ARR）＞1,000，PAC＞200 pg/mL の場合には機能確認検査（**90頁：図20参照**）は省略可能である.

1 高血圧の診断と疫学

2 二次性高血圧のスクリーニング

3 臓器障害の評価

4 治療計画の策定

5 生活習慣の修正

6 降圧薬治療

7 治療抵抗性高血圧

8 合併症を有する高血圧の管理

9 女性の高血圧

10 専門医に紹介するポイント

11 患者指導のポイント

> **スクリーニング検査を行う際の注意**
> - 陽性の判定基準は，ARR（[PAC（pg/mL）/PRA（ng/mL/時）＞200]または[PAC（pg/mL）/ARC（pg/mL）＞40～50]かつ PAC＞120 pg/mL．
> - 降圧薬治療中の患者であっても，β遮断薬，直接的レニン阻害薬以外の降圧薬を内服中の場合は，レニンが抑制されていれば（≦1 ng/mL/時）スクリーニングとしての検査の意義が十分にあるので，必ずしも降圧薬の変更や休薬の必要はない．
> - ARR がカットオフ境界域の時は，MR拮抗薬，甘草は4週間以上，他の降圧薬は2週間以上中止し，再検する．

- 治療法による予後に関しては現在までの報告で差はないが，片側性の場合には副腎摘出術が望ましい．内服薬にはスピロノラクトン，エプレレノン，エサキセレノンがある．スピロノラクトンは選択性が低く，男性で女性化乳房，インポテンツなどの副作用がある．エプレレノンはアルブミン尿または蛋白尿を伴う糖尿病の患者には禁忌となる．高血圧歴が長い，高齢，腎機能障害のある患者では服薬開始後の高カリウム血症，クレアチニン上昇に気をつける．

2 クッシング症候群・サブクリニカルクッシング症候群

- 副腎腫瘍がある高血圧症の患者では，スクリーニングとして早朝副腎皮質刺激ホルモン（ACTH），コルチゾールを測定する．
- クッシング症候群では典型的には，満月様顔貌，野牛肩，赤色皮膚線条，中心性肥満，皮膚の菲薄化などの身体所見を示す．サブクリニカルクッシング症候群ではこのような所見はみられないが，高血圧，耐糖能異常のリスクとなることから，副腎腫瘍がある場合には上記スクリーニングが必要となる．早朝 ACTH が抑制されている場合には専門医へ紹介する．
- 1 mg デキサメタゾンによる抑制欠如の状況により，さらに夜間コルチゾール，コルチコトロピン放出ホルモン（CRH）負荷試験などで判断する．

3 褐色細胞腫・パラガングリオーマ

- スクリーニングで随時尿（必ずしも塩酸蓄尿でなくてもよい）メタネフリン，ノルメタネフリン（合算して＞0.5 mg/gCre）が高値の場合，専門医へ紹介する．2019年1月より血漿遊離メタネフリン，ノルメタネフリン濃度測定が保険適用となった．
- 24時間蓄尿検査を行い，尿中メタネフリン，ノルメタネフリン排泄増加（基準上限の3倍以上）を確認する．
- 褐色細胞腫の場合には腹部 CT で2～3 cm 以上の結節を認める．
- 手術による摘出が原則である．転移を伴う悪性褐色細胞腫の場合にも，腫瘍

1 高血圧の診断と疫学

2 二次性高血圧のスクリーニング

3 臓器障害の評価

4 治療計画の策定

5 生活習慣の修正

6 降圧薬治療

7 高血圧治療抵抗性

8 合併症を有する高血圧の管理

9 女性の高血圧

10 専門医に紹介するポイント

11 患者指導のポイント

縮小効果が期待できる場合がある. 術前に α 遮断薬を十分な期間用いてから手術を行う. β 遮断薬の先行投与は禁忌である.

● 病理学所見で今後の転移・再発を完全には予測できないことから, 潜在的に悪性として取り扱う.

4 その他の内分泌性高血圧

● 甲状腺機能亢進症, 甲状腺機能低下症, 先端巨大症, 副甲状腺機能亢進症, 先天性副腎過形成 (17 α - 水酸化酵素欠損症, 11 β - 水酸化酵素欠損症), デオキシコルチコステロン (DOC) 産生腫瘍などの内分泌疾患でも二次的に高血圧となる. 原疾患の治療により改善を見込める.

E 睡眠時無呼吸症候群

● 閉塞性睡眠時無呼吸症候群 (OSAS) は高血圧の成因の一つである. OSAS の高血圧は, 昼間の血圧上昇に加え, 夜間高血圧・non-dipper 型を示すことが多く, 家庭血圧では早朝高血圧として検出されることが多い. 無呼吸イベント後の回復期には夜間血圧サージがみられ, 夜間血圧は変動する.

● OSAS の高血圧や血圧変動性の増大には, 交感神経活性亢進, 圧受容体・化学受容体感受性低下やレニン - アンジオテンシン - アルドステロン系の活性化, 酸化ストレスや炎症反応の増加などが複合的に関与する.

● 重症 OSAS を合併する I 度, II 度の軽症・中等症高血圧患者では, 保険適用基準を満たせば基本的に持続的陽圧呼吸 (CPAP) 療法を優先する. III 度以上の重症高血圧合併例では, 初診時より薬物治療が必要となることもある.

● CPAP 療法により大半の重症患者で降圧効果が得られ, non-dipper が dipper に移行し, 夜間血圧サージは低下し, 脳心血管予後も改善する (ただし, CPAP に対するアドヒアランスの重要性が示唆されている). 長期間の追跡研究でも, CPAP 療法は OSAS の高血圧新規発症を抑制するとされている.

F 薬剤誘発性高血圧

● 非ステロイド性抗炎症薬 (NSAIDs) は腎での水・ナトリウム貯留と血管拡張抑制に働き, 血圧を上昇させる. また, ACE 阻害薬, ARB, 利尿薬, β 遮断薬の降圧効果を減弱させる.

● 甘草 (カンゾウ) に含まれるグリチルリチンは組織でのグルココルチコイドの分解を抑制し, 低カリウム血症を伴う高血圧をきたす (偽性アルドステロン症). 薬剤の中止あるいは抗アルドステロン薬が有効である.

● その他, グルココルチコイド, シクロスポリン, タクロリムス, エリスロポ

エチン，エストロゲン，交感神経作動薬（フェニルプロパノールアミン，三環系抗うつ薬，四環系抗うつ薬，セロトニン・ノルアドレナリン再取り込み阻害薬，モノアミンオキシダーゼ阻害薬），分子標的薬（抗血管内皮増殖因子（VEGF）抗体，キナーゼ阻害薬）などでも薬剤誘発性高血圧をきたす．

1 高血圧の診断と疫学

2 二次性高血圧のスクリーニング

3 臓器障害の評価

4 治療計画の策定

5 生活習慣の修正

6 降圧薬治療

7 治療抵抗性高血圧

8 合併症を有する高血圧の管理

9 女性の高血圧

10 専門医に紹介するポイント

11 患者指導のポイント

3 臓器障害の評価

A 脳・眼底

評価のポイント

1. 高齢者高血圧患者では，認知機能検査や抑うつ状態評価も有用である．

2. 高血圧脳症や悪性高血圧では眼底所見の有無の評価が重要である．

3. 脳内の無症候性脳血管障害病変は高血圧との関連性が強く，降圧治療が重要である．

4. 高血圧以外の動脈硬化危険因子（糖尿病や脂質異常症など）や脳以外の臓器障害 / 心血管病を有する場合は，CT や MRI で脳の評価を行う．

1 認知機能検査

● 認知機能検査は，臓器障害の評価とともに服薬アドヒアランス管理にも役立つ．

● 75 歳以上，ヘモグロビン（Hb）A1c 8.5% 以上の糖尿病患者，脳卒中の既往患者などでは認知機能障害の頻度が高い．

● 認知機能障害を疑う手がかりはほかに，服薬アドヒアランスの低下，金銭管理の問題，セルフケアの障害などがある．

● スクリーニング検査には，mini-mental state examination（MMSE），改訂長谷川式簡易知能評価スケール（HDS-R）などがあり，検査の目的，検査の所要時間，実施者の職種などの施設の状況に応じて検査を選択してよい．

用語解説

mini-mental state examination（MMSE）

MMSE の評価項目は 1975 年，フォルスタインらが開発した質問セットである．30 点満点の 11 の質問からなり，見当識，記憶力，計算力，言語的能力，図形的能力などをカバーする．30 点満点中，23 点以下で認知症の疑い，27 点以下は軽度認知障害（MCI）の疑いがあると判断される．

長谷川式簡易知能評価スケール

1974 年に作成された長谷川式簡易知能評価スケールは，幅広く臨床の領域で使用されてきたが，その後質問項目と採点基準などの見直しが行われ，1991 年に改訂長谷川式簡易知能評価スケール（HDS-R）として改訂された．最高得点は 30 点満点であり，20 点以下を認知症の疑いがあるとされる．

2 抑うつ状態評価試験

● 血圧変動の原因にうつが関係している場合がある．初診時や血圧コントロール状況が不良になった場合などには，生活環境や近親者との関係の変化などを問診する．

● 75歳以上では初診時や診療経過中にうつ状態の有無を把握しておくことが望ましい．

● 自記式のスクリーニングツールとして，高齢者を対象とした老年期うつ病評価尺度（geriatric depression scale 15：GDS15）や非高齢者でも用いられるベックうつ病調査票（Beck depression inventory）などがある．

用 語 解 説

geriatric depression scale（GDS）

　30の質問項目からなり，2択で簡単に答えることができる点，身体症状を問わない点で有用と考えられている．

Beck depression inventory

　21の項目からなる多肢選択質問である．現在は第2版が用いられている．web上で自己診断できるようになっている．11点以上を抑うつ状態と診断する．

---

3 眼底検査

● 軽症（動脈狭小化，血柱反射，静脈との交叉現象）では再現性に問題がある．

● 乳頭浮腫や出血，白斑などがあり，重症高血圧が疑われる場合は，高血圧専門医受診を勧める．また，糖尿病合併例などでは眼科受診を勧める．

実地医家へのアドバイス

1．画像診断は費用を考慮してむやみに行わない．

2．眼底検査は細動脈レベルの変化を知る検査で，心臓足首血管指数（CAVI，33頁：脈波伝播速度（PWV）参照）などとは目的が異なる．

---

4 CTもしくはMRI

● 精査として無症候性脳出血，脳梗塞および大脳白質病変の有無をチェックする．

● 脳内の無症候性脳血管障害病変にはCTよりMRI（**図6**）の方が優れている．

1 高血圧の診断と疫学
2 二次性高血圧のスクリーニング
3 臓器障害の評価
4 治療計画の策定
5 生活習慣の修正
6 降圧薬治療
7 治療抵抗性高血圧
8 合併症を有する高血圧の管理
9 女性の高血圧
10 専門医に紹介するポイント
11 患者指導のポイント

図6　T2強調MRI

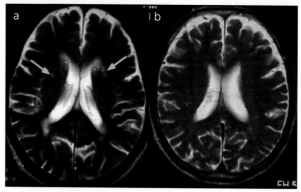

a：無症候性脳梗塞（矢印），b：正常.

> **用 語 解 説**
>
> **無症候性脳血管障害病変**
>
> 　明らかな脳卒中の既往がなくても MRI にて発見される．将来的に脳卒中発症のリスクが高い（4 倍以上）．無症候性脳梗塞の最大の危険因子は高血圧症である．

B　心・血管

1　問　診

Ⓐ　心疾患

- 冠動脈疾患，心不全，発作性心房細動などの合併を考慮し，胸痛，呼吸苦，動悸などを確認する．
- さらに，労作での増悪や発作性の有無を確認する．

Ⓑ　血管疾患

- 頸動脈疾患や末梢動脈疾患などの合併を考慮し，めまい，ふらつき，歩行時の下肢痛を確認する．

2　診　察

Ⓐ　心疾患

- 左室肥大では，Ⅳ音を心尖部で聴取することがある．
- 心不全では，頸静脈怒張，下肢浮腫，Ⅲ音を確認する．
- 心房細動では，脈は不規則で強さも強弱を呈する．また，心拍数と脈拍数は乖離する．

1 高血圧の診断と疫学

2 二次性高血圧のスクリーニング

3 臓器障害の評価

4 治療計画の策定

5 生活習慣の修正

6 降圧薬治療

7 治療抵抗性高血圧

8 合併症を有する高血圧の管理

9 女性の高血圧

10 専門医に紹介するポイント

11 患者指導のポイント

Ⓑ 血管疾患

● 血圧の上下肢差・左右差，足背動脈左右差，血管雑音（頸動脈，腹部動脈，大腿動脈），腹部動脈瘤を確認する.

用 語 解 説

血圧の上下肢差と左右差

　上腕動脈−下肢動脈の血圧差は足関節上腕血圧比（ABI）として評価され，0.90 以下を異常値として定義し，末梢動脈疾患の診断に使用される. 一方，上腕血圧左右差は，変動する血圧を左右個別（同時でない）に測定することが多く，明確な基準が確立されていない. しかし，10 〜 15 mmHg 以上の左右差は上肢動脈の狭窄が示唆され，脳血管疾患のリスクとする報告がある.

---

③ 検査 (表9)

Ⓐ 心　臓

1．心電図

● 左室肥大評価が重要である. 左室肥大は主に voltage criteria（図 7）や ST・T 波ストレインパターンにて評価される. 心電図左室肥大は予後予測指標であり，さらに治療による所見改善は予後改善を反映する.

● 心房細動の確認も重要である. JSH2019 では，非弁膜症性心房細動を初診時リスク評価項目にあげている.

● 心房細動を認めた場合，CHADS2 score（心不全，高血圧，年齢 75 歳以上，糖尿病，脳卒中・一過性脳虚血発作）から抗凝固薬使用の可否も検討する.

2．心臓超音波検査

● 心臓超音波検査で評価される左室肥大も，心電図と同様に降圧治療に伴う所見改善は予後改善を反映し，降圧効果を評価できる指標である.

● M モード法にて左室心筋重量を算出する式

$$1.04 \times [（左室拡張期径＋心室中隔厚＋左室後壁厚）^3 −（左室拡張期径）^3]$$
$$\times 0.8 + 0.6$$

が提唱されている. わが国で実施された JAMP 研究により，2 次元心臓超音波検査による日本人の左室心筋重量の正常値は報告されているが，左室肥大を判定する左室心筋重量（係数）の基準値はない.

● 心不全症例の 30 〜 60% では左室駆出率が保持されている. このような心不全は左室拡張機能障害に起因するとされ，左室拡張機能の評価が重要となっている.

● 左室拡張能は，パルスドプラ法および組織ドプラ法を組み合わせて評価される.

1 高血圧の診断と疫学

2 二次性高血圧のスクリーニング

3 臓器障害の評価

4 治療計画の策定

5 生活習慣の修正

6 降圧薬治療

7 治療抵抗性高血圧

8 合併症を有する高血圧の管理

9 女性の高血圧

10 専門医に紹介するポイント

11 患者指導のポイント

表9　心臓・血管障害評価指標

検　査	予後予測能[*]	簡便性	費用	再現性	カットオフ値	治療による指標改善と予後
心　臓						
心電図	良	良	安価	良	Sokolow-Lyon：SV1 + RV5 >35 mm または RV5 or V6 ≧ 26 mm，Cornell voltage：SV3 + RaVL >28 mm(男)，20 mm（女）ストレインパターン	改善は予後改善の指標
心臓超音波検査	良	可	中等	良	カットオフ値は設定されていない	改善は予後改善の指標
血　管						
頸動脈超音波検査	良	可	中等	良	IMT≧1.1 mm	改善乏しい
足関節上腕血圧比	良	オシロメトリ良ドプラ可	中等	良	ABI≦0.90	改善乏しい
上腕-足首間脈波伝播速度（baPWV）	良	良	中等	良	≧18 m/秒	未確定
cardio-ankle vascular index (CAVI)	可	良	中等	良	≧9.0	未確定
内皮機能検査 (flow-mediated vasodilatation)	良	可	中等	良	－	未確定
内皮機能検査 (reactive hyperemia peripheral arterial tonometry)	良	可	中等	良	－	未確定

[*]予後予測能は，メタ解析で有用性が確認されている検査を良とした.
IMT：内膜中膜複合体厚.
（日本高血圧学会高血圧治療ガイドライン作成委員会（編）：高血圧治療ガイドライン2019，p29，表2-11より引用改変）

3．その他

● 欧米のガイドラインでは，冠動脈疾患発症リスク評価に冠動脈CT石灰化スコア測定を推奨している．しかし，被曝および経済性の観点から，わが国では実施される機会は少ない．また，同石灰化スコアの脳血管疾患発症予測能については十分明らかではない．

● 脳性ナトリウム利尿ペプチド（BNP・NT-proBNP）は心不全症例の診療に用いられる．高血圧症例の診療では，呼吸困難を伴う患者における心不全のスクリーニング検査として有用である．

● 心不全を伴わないBNP上昇例では，発作性心房細動を合併していることも

1 高血圧の診断と疫学

2 二次性高血圧のスクリーニング

3 臓器障害の評価

4 治療計画の策定

5 生活習慣の修正

6 降圧薬治療

7 治療抵抗性高血圧

8 合併症を有する高血圧の管理

9 女性の高血圧

10 専門医に紹介するポイント

11 患者指導のポイント

図7　左室肥大

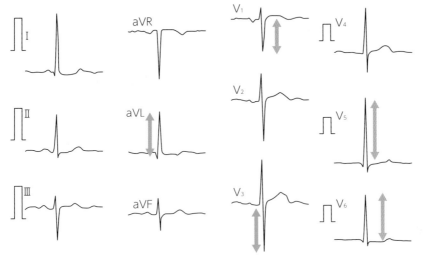

青矢印：Sokolow-Lyon voltage（SV1＋RV5）＞35 mm，または RV5/RV6 ≧26 mm，緑矢印：Cornell voltage（RaVL＋SV3）＞28 mm（男），＞20 mm（女）.
若年例や痩せの症例では左室肥大がなくても高電位を示すことがあるので注意.

ある.

Ⓑ 血　管

1．頸動脈超音波検査

- 図8に，頸動脈超音波検査で評価される指標をまとめた.
- 内膜中膜複合体厚（IMT）は従来，予後評価に有用な指標とされたが，最近のメタ解析では，IMT は従来のリスクモデル評価（Framingham risk score など）を大きく改善しないとされた.
- 今後，プラーク病変評価を含めた新たな頸動脈病変評価法の確立が必要である.

2．足関節上腕血圧比（ABI）

- 上腕収縮期血圧の左右いずれか高い値と足関節収縮期血圧の比が ABI である．欧米ではドプラ法にて ABI が測定されるが，わが国では簡便なオシロメトリック法による ABI 測定が実施されている.
- わが国で実施された J-VABEL 研究でもオシロメトリック法測定 ABI の異常（≦ 0.90，＞ 1.30）は，独立した危険因子であることが確認されたが，ABI 異常を示す頻度は 1% 前後であった.
- ABI 測定は高リスク高血圧症例で実施するのが妥当であろう.

3．脈波伝播速度（PWV）

- PWV は動脈の硬さの指標であり，わが国では上腕-足首間脈波伝播速度（baPWV），血圧で補正した CAVI が使用されている.
- baPWV，CAVI とも独立した予後指標であることが報告され，カットオフ値は baPWV ≧ 18 m/ 秒，CAVI ≧ 9.0 である.

図8　頸動脈超音波 B モードで評価される指標

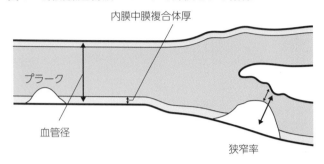

図9　steno-stiffness approach の実際

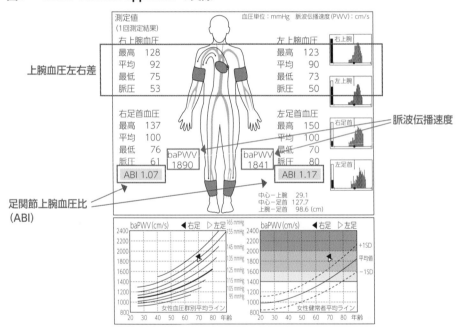

- baPWV，CAVI とも測定時に同時に四肢の血圧が測定される．ゆえに，上腕血圧左右差＞15 mmHg や ABI 異常もリスク評価に使用する（steno-stiffness approach）．図9に上腕血圧左右差評価，ABI 評価，baPWV 評価の実際を示した．

4．内皮機能検査

- 動脈硬化は最も内層にある内皮細胞の障害で始まる．反応性充血前後の上腕動脈血管径変化 ｛血流依存性血管拡張反応（FMD）｝ や tonometry による血流変化 ｛reactive hyperemia peripheral arterial tonometry（RH-PAT）｝ を評価する検査方法が臨床応用されている．

- 両者は異なる病態を反映するが，FMD，RH-PAT ともメタ解析で独立した予後予測能が報告されている．

実地医家へのアドバイス

1. 問診，診察，一般検査の所見を参考に必要な追加検査を検討する．
2. 追加検査の実施に当たっては，簡便性，費用も考慮する．
3. 検査結果説明では，多くの検査は，リスク評価には有用であるが，治療効果評価には限界があることを熟知し，結果を説明する．

C　腎

1　腎機能検査

- 血清検査：クレアチニン，尿酸，ナトリウム，カリウム，クロール，カルシウム，リン，アルブミン
- 尿検査：蛋白，潜血，沈渣，ナトリウム，クレアチニン

腎機能検査の注意点

- カリウムは溶血の影響を受けるため，採血後速やかに遠心分離することが勧められる．しかし，実臨床では遠心分離ができないこともあるので，その際には尿中カリウム排泄の変化を見ることもある．
- 尿沈渣検査は保存が難しいため，自施設内で検査ができない場合は行うことは困難である．
- これら項目はすべてを必ず行うものではなく，特にカルシウム，リン，アルブミンは腎機能障害が進行している場合やネフローゼ症候群が疑われる場合に行う．
- 尿ナトリウム，クレアチニンは食塩摂取量を推定する際に用いる．

— 35 —

2 推算糸球体濾過量（eGFR）の計算

● eGFR は一般的にはクレアチニンを用いて以下の式で算出するが，筋肉量が減少している場合は正確に評価できないので，シスタチン C を用いて算出する．また，これらの式は 18 歳以上に適用されるもので，小児は別の計算式を使用する．

●血清クレアチニン値に基づく eGFR（eGFRcreat）

$$eGFRcreat（mL/分/1.73\ m^2）＝194×Cr^{-1.094}×年齢（歳）^{-0.287}$$

（女性は ×0.739）

Cr：血清クレアチニン濃度（mg/dL）．酵素法で測定された Cr 値を用いる．

●筋肉量の影響を受けない血清シスタチン C 値に基づく GFR 推算式（eGFRcys）

男性：$eGFRcys(mL/分/1.73\ m^2)＝(104×Cys\text{-}C^{-1.019}×0.996^{年齢})－8$

女性：$eGFRcys(mL/分/1.73\ m^2)＝(104×Cys\text{-}C^{-1.019}×0.996^{年齢}×0.929)－8$

Cys-C：血清シスタチン C 濃度（mg/L）．

3 試験紙法による尿蛋白の解釈と対処

● 試験紙法により簡便に尿蛋白を半定量できる．アルカリ尿では偽陽性になるので注意が必要である．

尿蛋白の解釈

尿蛋白（±）	⇒	10 ～ 15 mg/dL
尿蛋白（＋）	⇒	30 mg/dL
尿蛋白（2＋）	⇒	100 mg/dL

➡クレアチニンで補正し，以下と解釈する．

0.15 g/gCr 未満	⇒	正常
0.15 ～ 0.49 g/gCr	⇒	軽度蛋白尿
0.5 g/gCr 以上	⇒	高度蛋白尿

4 その他の腎機能検査

● 以下の検査は高血圧を合併している慢性腎臓病（CKD）患者を専門医に紹介する際に，外来検査として参考になるものである．

・*N*-acetyl-β-D-glucosaminidase（NAG），L 型脂肪酸結合蛋白（L-FABP）

1 高血圧の
診断と疫学

2 二次性高血圧の
スクリーニング

3 臓器障害の評価

4 治療計画の策定

5 生活習慣の修正

6 降圧薬治療

7 治療抵抗性
高血圧

8 合併症を有する
高血圧の管理

9 女性の高血圧

10 専門医に紹介
するポイント

11 患者指導の
ポイント

図10 腎臓の各部位と障害マーカーとの関連

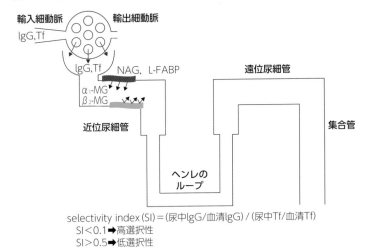

selectivity index (SI) = (尿中IgG/血清IgG) / (尿中Tf/血清Tf)
SI < 0.1 ➡ 高選択性
SI > 0.5 ➡ 低選択性

は近位尿細管細胞より逸脱する物質として尿細管障害のマーカーとなる.

・α_1-ミクログロブリン(α_1-MG),β_2-ミクログロブリン(β_2-MG)は近位尿細管での再吸収低下を反映し,尿細管機能低下を示す.

・糸球体での濾過の程度は eGFR に加え,トランスフェリン(Tf)と免疫グロブリン G(IgG)の濾過率の違いからサイズバリアーの障害の程度を知ることができる.サイズバリアーが大きく障害されると,selectivity index(SI)は大きくなる(図10).

実地医家へのアドバイス

・腎臓は体内のさまざまな変化を感知し,ホメオスターシスを保つうえで極めて重要な臓器であり,同時に血圧の維持にも役立っている.その一方で,高血圧や糖尿病は腎臓を障害する.

・腎障害の程度によって薬が変わるので,腎機能を検査することは重要である.その中でも糸球体の機能と蛋白尿の検査は重要である.

D 臓器障害評価 at a glance

● 高血圧患者における臓器障害の評価に際しては，**表10**に示す臓器ごとの疾患を念頭においた症状，身体所見を確認し，必要な検査を行うことが重要である．

表10　高血圧患者における臓器障害の臨床所見と検査ガイド

臓器	疾患	症状	身体所見	主要な検査
脳	脳卒中 　脳梗塞 　脳出血 　TIA 大脳白質病変 認知機能障害	筋力低下 めまい 頭痛 視力障害 もの忘れ	四肢の運動障害，感覚障害，腱反射亢進	認知機能検査，抑うつ状態評価試験，眼底検査 頭部 CT や MRI（動脈硬化危険因子の重積，脳以外の臓器障害や心血管病の既往がある場合）
心臓・血管	弁膜症 狭心症 心筋梗塞 心房細動 心不全 左室肥大（病態）	呼吸困難（労作性・夜間発作） 体重増加 下肢浮腫 動悸 胸痛	頸静脈怒張 心雑音 Ⅲ音，Ⅳ音 脈不整の聴診 下腿浮腫	心電図 心臓超音波検査（心電図異常がある場合や心臓疾患を疑う場合）
	末梢動脈疾患 腹部動脈瘤	間欠性跛行 下肢冷感	頸動脈血管雑音 表在末梢動脈の拍動異常（消失・減弱・左右差） 虚血性潰瘍 腹部拍動性腫瘤・腹部血管雑音	足関節上腕血圧比（低下があれば専門医紹介） その他，検査機器があれば頸動脈超音波，baPWV，CAVI など
腎臓	慢性腎臓病 腎硬化症	多尿 夜間尿 血尿 蛋白尿 浮腫 体重増加	浮腫 体重増加	血清クレアチニン（eGFR） 尿検査（蛋白尿，沈渣異常）

TIA：一過性脳虚血発作．

1 高血圧の診断と疫学

2 二次性高血圧のスクリーニング

3 臓器障害の評価

4 治療計画の策定

5 生活習慣の修正

6 降圧薬治療

7 治療抵抗性高血圧

8 合併症を有する高血圧の管理

9 女性の高血圧

10 専門医に紹介するポイント

11 患者指導のポイント

A 治療の基本

- 降圧治療により，心血管病の発症・進展・再発による死亡や生活の質（QOL）の低下を抑制する．
- 降圧治療には，非薬物療法（生活習慣の修正）と薬物療法がある．
- 初診時に必要なのは，以下の3点である．
  - ・診察室外血圧も含めた正確な血圧評価
  - ・二次性高血圧の除外
  - ・高血圧以外の危険因子の評価
- 高値血圧レベル（130/80 mmHg）以上では，正常血圧レベルより有意に脳心血管病リスクが上昇する．上昇するリスクの程度を，血圧レベルと高血圧以外の危険因子によって低リスク，中等リスク，高リスクに層別化し（図11），管理計画に用いる（図12）．

図11　診察室血圧に基づいた脳心血管病リスク層別化

血圧分類／リスク層	高値血圧 130〜139/ 80〜89 mmHg	I度高血圧 140〜159/ 90〜99 mmHg	II度高血圧 160〜179/ 100〜109 mmHg	III度高血圧 ≧180/ ≧110 mmHg
リスク第一層 予後影響因子がない	低リスク	低リスク	中等リスク	高リスク
リスク第二層 年齢（65歳以上），男性，脂質異常症，喫煙のいずれかがある	中等リスク	中等リスク	高リスク	高リスク
リスク第三層 脳心血管病既往，非弁膜症性心房細動，糖尿病，蛋白尿のある CKD のいずれか，または，リスク第二層の危険因子が3つ以上ある	高リスク	高リスク	高リスク	高リスク

JALS スコアと久山スコアより得られる絶対リスクを参考に，予後影響因子の組み合わせによる脳心血管病リスク層別化を行った．層別化で用いられている予後影響因子は，血圧，年齢（65歳以上），男性，脂質異常症，喫煙，脳心血管病（脳出血，脳梗塞，心筋梗塞）の既往，非弁膜症性心房細動，糖尿病，蛋白尿のある慢性腎臓病（CKD）である．
（日本高血圧学会高血圧治療ガイドライン作成委員会（編）：高血圧治療ガイドライン 2019，p50 より引用）

図 12　初診時の血圧レベル別の高血圧管理計画

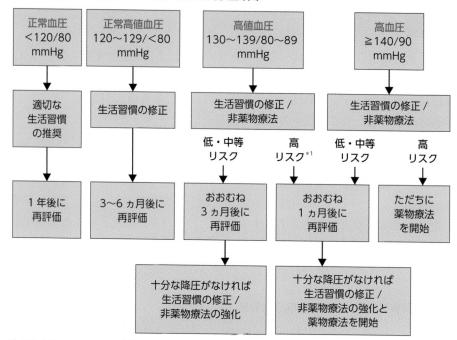

*1 高値血圧レベルでは，後期高齢者（75 歳以上），両側頸動脈狭窄や脳主幹動脈閉塞がある，または未評価の脳血管障害，蛋白尿のない CKD，非弁膜症性心房細動の場合は，高リスクであっても中等リスクと同様に対応する．その後の経過で症例ごとに薬物療法の必要性を検討する．
（日本高血圧学会高血圧治療ガイドライン作成委員会（編）：高血圧治療ガイドライン 2019，p51 より引用）

MEMO　高血圧以外の脳心血管病の危険因子

　わが国のエビデンスから，高血圧以外の危険因子として年齢（65 歳以上），男性，喫煙，糖尿病，脂質異常症（低 HDL コレステロール血症［＜ 40 mg/dL］，高 LDL コレステロール血症［≧ 140 mg/dL］，高中性脂肪（TG）血症［≧ 150 mg/dL］），慢性腎臓病（CKD）（蛋白尿，推算糸球体濾過量低下），肥満などがあげられる．

B 　初診時の血圧レベル別の高血圧管理計画 （図 12）

- 2014 年のガイドラインと比較して，JSH2019 では非高血圧（140/90 mmHg 未満）の症例に対しても積極的な介入の必要性が強調されている．
- 生活習慣の修正は，正常高値血圧レベル（120/80 mmHg）以上のすべての者に対して必要である．
- 高リスクの患者では，早期から薬物治療を開始する．
- hypertension paradox があることを認識する．

1 高血圧の診断と疫学

2 二次性高血圧のスクリーニング

3 臓器障害の評価

4 治療計画の策定

5 生活習慣の修正

6 降圧薬治療

7 治療抵抗性高血圧

8 合併症を有する高血圧の管理

9 女性の高血圧

10 専門医に紹介するポイント

11 患者指導のポイント

用語解説

hypertension paradox

　2009 年に Chobanian が医学雑誌の中で提唱した言葉. 高血圧の診断方法, 治療方法は進歩しているにもかかわらず, 目標血圧コントロールが達成されていないことをいう. わが国においても, 高血圧の指摘があるにもかかわらず医療機関を受診していない集団が高血圧全体の 44%, 治療中にもかかわらず目標血圧がコントロールされていない集団が約半数とされている.

C 降圧目標 (図13)

図13　年齢・病態別の降圧目標

		診察室血圧	家庭血圧
75歳未満	目　標	**130/80**mmHg未満	**125/75**mmHg未満
	ただし, 以下の病態では, 右の値を目標とする. ・脳血管障害 (両側頸動脈狭窄や脳主幹動脈閉塞あり, または未評価) ・尿蛋白陰性のCKD	**140/90**mmHg未満 130/80mmHg未満への降圧は個別に判断	**135/85**mmHg未満 125/75mmHg未満への降圧は個別に判断
75歳以上	目　標	**140/90**mmHg未満	**135/85**mmHg未満
	ただし, 以下の病態では, 右の値を目標とする. ・脳血管障害 (両側頸動脈狭窄や脳主幹動脈閉塞なし) ・冠動脈疾患 ・尿蛋白陽性のCKD ・糖尿病 ・抗血栓薬内服中	忍容性があれば 130/80mmHg未満	忍容性があれば 125/75mmHg未満

● 自力で外来通院できない健康状態の患者では, 降圧治療のメリットとデメリット, 実行可能性を含めて個別に判断する.
● 診察室血圧と家庭血圧に乖離が生じた場合は, 家庭血圧の値を優先して判断する.
● 診察室血圧130～139/80～89 mmHg の場合は, まずは生活習慣の修正を開始または強化する.

D 降圧薬治療の原則

- 1日1回投与の薬剤を中心に行う.
- 収縮期血圧（SBP）20 mmHg 以上または拡張期血圧（DBP）10 mmHg 以上の降圧を目ざす場合は, 初期から併用療法を考慮する.
- 75歳以上では原則として通常量の 1/2 量から始める.
- 降圧薬治療の忍容性は個人によって異なるので注意を要する.
- 服薬錠数および回数を減らすことは, アドヒアランスの改善, 血圧コントロールの改善に有用である.
- 投与した降圧薬の降圧効果が不十分の場合や副作用を生じる場合は他の降圧薬に変更する.
- 降圧薬の選択は, 6章「降圧薬治療」（49頁）参照.

E 高齢者高血圧

- JSH2019 においては, 75歳以上の高齢者高血圧のエビデンスを中心に検討された.
- 75歳以上では加齢に伴って診察上の注意事項が増える.
- 75歳以上の高齢者の降圧目標はまず, 診察室血圧 140/90 mmHg 未満（家庭血圧 135/85 mmHg 未満）を目標とする.
- 降圧薬は常用量の 1/2 量から始め, 段階的に増量する.
- 高齢者では過降圧の問題が懸念されることが多いが, 過降圧は到達血圧のレベルだけでなく, 降圧幅や降圧速度, 個人の病態によっても異なるので個別に判断する.
- 推算糸球体濾過量（eGFR）< 45 mL/ 分 /1.73 m^2 の CKD 患者では, 特に過降圧に注意が必要である.
- 降圧治療が認知機能を悪化させる, という大規模臨床試験での成績はない.
- 治療抵抗性の場合, 高齢者でも二次性高血圧（腎血管性高血圧, 原発性アルドステロン症や甲状腺機能異常症などの内分泌性高血圧, 薬剤誘発性高血圧, 睡眠時無呼吸症候群など）の鑑別は重要である.
- 治療抵抗性の場合, 服薬アドヒアランスの確認と指導も重要である. 特に, 服薬アドヒアランスの低下では認知機能障害にも注意する. 服薬アドヒアランス改善のために, 必要に応じて処方の簡便化（長時間作用型降圧薬や配合剤の利用）, 薬剤の1包化, 服薬カレンダーや薬ケースの利用, 同居者や介護スタッフによる服薬管理を考慮する.
- 高齢者では合併疾患が多いため, 多剤処方（ポリファーマシー）がしばしば問題となる. これは, 有害事象や転倒リスクと関連している.

● 高齢者高血圧の診療に当たっては，合併疾患，フレイル（frailty），ポリファーマシーなどを念頭におき，有効性と忍容性を考慮した個別診療が重要である．

用 語 解 説

フレイル（frailty）

　フレイルとは，「加齢に伴う予備能力低下のため，ストレスに対する回復力が低下した状態」をあらわす "frailty" の日本語訳として，日本老年医学会が提唱した用語である．フレイルは，要介護状態に至る前段階として位置づけられる．筋力低下や歩行速度低下などの身体的脆弱性のみならず，認知機能障害や抑うつといった精神・心理的脆弱性や，独居，閉じこもりといった社会的脆弱性などの多面的な問題を含んでいる．自立障害や死亡を含む健康障害を招きやすいハイリスク状態であるが，一方で適切な介入を行うことによって生活機能の維持・向上が期待できる状態である．

1 高血圧の診断と疫学
2 二次性高血圧のスクリーニング
3 臓器障害の評価
4 治療計画の策定
5 生活習慣の修正
6 降圧薬治療
7 治療抵抗性高血圧
8 合併症を有する高血圧の管理
9 女性の高血圧
10 専門医に紹介するポイント
11 患者指導のポイント

1 高血圧の診断と疫学

2 二次性高血圧のスクリーニング

3 臓器障害の評価

4 治療計画の策定

5 生活習慣の修正

6 降圧薬治療

7 治療抵抗性高血圧

8 合併症を有する高血圧の管理

9 女性の高血圧

10 専門医に紹介するポイント

11 患者指導のポイント

5 生活習慣の修正

生活習慣の修正項目

1. 食塩制限 6 g/ 日未満

2. 野菜・果物の積極的摂取*
   飽和脂肪酸，コレステロールの摂取を控える
   多価不飽和脂肪酸，低脂肪乳製品の積極的摂取

3. 適正体重の維持：BMI（体重[kg]÷身長[m]^2）25 未満

4. 運動療法：軽強度の有酸素運動（動的および静的筋肉負荷運動）を毎日 30 分，または 180 分 / 週以上行う

5. 節酒：エタノールとして男性 20 〜 30 mL/ 日以下，女性 10 〜 20 mL/ 日以下に制限する

6. 禁煙

*カリウム制限が必要な腎障害患者では，野菜・果物の積極的摂取は推奨しない．肥満や糖尿病患者などエネルギー制限が必要な患者における果物の摂取は 80 kcal/ 日程度にとどめる．

● 生活習慣の複合的な修正はより効果的である．

A 食事療法

1 食塩制限

● 減塩 6 g/ 日未満を目標とする．ただし，妊婦においては胎児への影響を考慮して，6 g/ 日未満の厳格な減塩は推奨しない．

● 対象者の 1 日食塩摂取量（排泄量）を食事記録，食事摂取頻度調査（塩分チェックシートなど），24 時間蓄尿，随時尿による推定値などを用いて評価する．

● 対象者の生活・食事環境に応じて減塩食品の利用など，実践可能な手法を提案する．日本高血圧学会では，ホームページに減塩食品リストを掲載している（https://www.jpnsh.jp/general_salt.html）．

● 評価と指導を繰り返し，徐々に目標値に近づくよう支援する．

● 減塩による降圧効果には個人差があり，高齢者，慢性腎臓病（CKD），メタボリックシンドローム合併者などでは，より大きな効果が期待できる．

● 肥満者では，エネルギー制限を行うことが減塩にもつながる．

● 降圧薬，特にアンジオテンシンⅡ受容体拮抗薬（ARB）やアンジオテンシン変換酵素（ACE）阻害薬服用者では減塩により有効な降圧が期待できる．

● フレイルな高齢者などでは，エネルギーや他の栄養素の適切な摂取に配慮しながら適宜調節する．

1 高血圧の診断と疫学

2 二次性高血圧のスクリーニング

3 臓器障害の評価

4 治療計画の策定

5 生活習慣の修正

6 降圧薬治療

7 治療抵抗性高血圧

8 合併症を有する高血圧の管理

9 女性の高血圧

10 専門医に紹介するポイント

11 患者指導のポイント

2 その他の栄養素

- 降圧作用が期待できるカリウムを多く含む，野菜・果物の積極的摂取を勧める．
- カリウム制限が必要な CKD 患者には野菜・果物の積極的摂取は勧めない．
- 肥満，糖尿病患者では，果物摂取を 80 kcal/ 日（バナナ中 1 本，リンゴ中 1/2 個程度）にとどめる．
- 野菜・果物・低脂肪乳製品が豊富で，飽和脂肪酸，コレステロールが少ない食事（DASH 食）やオリーブオイル，多価不飽和脂肪酸が豊富な地中海食も降圧効果が期待できる．

用語解説

塩分チェックシート

高塩分食品 7 項目，食行動 4 項目，食意識 2 項目，計 13 項目 35 点満点で評価する調査票．指導対象者の食生活における減塩指導のポイントを明確にすることができる．尿中排泄量と組み合わせて評価することにより，より実践的かつ有効な指導が可能となる．塩分チェックシートは web サイトで入手できる（https://www.ns.yawata-mhp.or.jp/salt_check/）．

随時尿による 1 日食塩排泄量の評価（田中式）

Intersalt 研究に参加した日本人のデータベースを用いて作成された推定式．

24 時間尿 Na 排泄量（mEq/日）
$= 21.98 \times [$随時尿Na$(mEq/L) \div$随時尿Cr$(mg/dL) \div 10$
$\times 24$時間尿Cr排泄量予測値$^{*}]^{0.392}$

*24 時間尿 Cr 排泄量予測値(mg/日)
$=$体重$(kg) \times 14.89 +$身長$(cm) \times 16.14 -$年齢$\times 2.04 - 2244.45$

注）算出された 1 日食塩摂取量推定値の信頼度はあまり高くなく，特に低値域は過大評価する傾向にあるので，同じ条件で繰り返し測定し，トレンドとして評価して指導に用いることが望ましい．

1 高血圧の診断と疫学

2 二次性高血圧のスクリーニング

3 臓器障害の評価

4 治療計画の策定

5 生活習慣の修正

6 降圧薬治療

7 治療抵抗性高血圧

8 合併症を有する高血圧の管理

9 女性の高血圧

10 専門医に紹介するポイント

11 患者指導のポイント

COLUMN

特定保健用食品

　健康増進法の許可または承認を受けて食生活において特定の保健の目的で摂取するものに対し，その摂取により当該保健の目的が期待できる旨を表示する食品をいう．血圧に有効とされる食品の降圧機序として ACE 阻害活性に基づくものが多いが，摂取に際しては表示されている「1 日当たりの摂取目安量」を遵守するとともに，妊婦や腎障害を有する場合には注意喚起が必要である．また特定保健用食品は降圧薬の代替となるものではないことを説明し，すでに降圧薬を服用している患者では，使用について医師と相談するよう指導する．

B　適正体重の維持

- 体格指数（BMI）$20\,\mathrm{kg/m^2}$ 未満を 1 とすると，BMI $25.0 \sim 29.9\,\mathrm{kg/m^2}$ で高血圧発症リスクは $1.5 \sim 2.5$ 倍に上昇する．
- 減量による降圧効果は，体重 $1.0\,\mathrm{kg}$ 減少につき収縮期血圧で約 $1.1\,\mathrm{mmHg}$，拡張期血圧で約 $0.9\,\mathrm{mmHg}$ と推定される．
- 肥満者はエネルギー制限による減量により，BMI $25\,\mathrm{kg/m^2}$ 未満を目ざす．
- 内臓脂肪蓄積はインスリン抵抗性などを介して血圧を上昇させるので，BMI $25\,\mathrm{kg/m^2}$ 以上の肥満がなくても内臓脂肪減少を目ざした生活指導を行う．

C　運動療法

- メタ解析によれば，運動療法により収縮期血圧で $2 \sim 5\,\mathrm{mmHg}$，拡張期血圧で $1 \sim 4\,\mathrm{mmHg}$ の低下が期待できる．
- 運動療法は，原則として II 度以下の高血圧で，脳心血管病のない者を対象とし，脳心血管病合併などの高リスク者は事前にメディカルチェックを行って適切な運動負荷量を設定する．
- 速歩，スロージョギングなど軽～中等度の強度（自覚的にはボルグ指数で 12～13 の「ややきつい」程度）の有酸素運動を毎日 30 分以上を目標に行う．
- レジスタンス運動やストレッチ運動を補助的に組み合わせるとより有効である．

D 節　酒

- アルコールの単回摂取は数時間持続する血圧低下をもたらすが，長期的飲酒習慣は高血圧の要因となり，大量飲酒は脳卒中やがんのリスクも高める．
- メタ解析によるアルコール制限の降圧効果は，収縮期血圧で3mmHg，拡張期血圧で2mmHg程度である．
- エタノールとして男性20〜30mL/日以下（ビール中瓶1本，日本酒1合，焼酎0.5合程度），女性10〜20mL/日以下に制限する．
- 晩酌は早朝高血圧の要因となるので注意が必要である．

E 禁　煙

- 1本の紙巻きたばこの喫煙で，15分以上持続する血圧上昇を引き起こす．
- 喫煙が循環器疾患の危険因子となることは確立していることから，禁煙の推進と受動喫煙の防止に努める．
- 禁煙後の血圧管理においては，食生活の変化などに伴う体重増加に注意する．

F その他

- 寒冷は血圧を上昇させるので，トイレ，浴室，脱衣所を含め，冬季の暖房に配慮する．
- 心理的・社会的ストレスは，血圧を上昇させるのでストレス管理を行う．
- 便秘に伴ういきみは血圧を上昇させるので便秘予防の指導，必要により緩下薬の投与を行う．

G 複合的な生活習慣の修正

- 生活習慣修正の各項目単独での降圧効果（図14）は大きくないが，複合的な修正により，大きな効果が期待できる．
- 生活習慣修正には行動変容を促す指導が必要であり，動機づけから維持まで継続的な支援を行う．
- 医師，保健師，管理栄養士，運動指導士などメディカルスタッフのチームにより多面的アプローチを行う．

1 高血圧の診断と疫学
2 二次性高血圧のスクリーニング
3 臓器障害の評価
4 治療計画の策定
5 生活習慣の修正
6 降圧薬治療
7 治療抵抗性高血圧
8 合併症を有する高血圧の管理
9 女性の高血圧
10 専門医に紹介するポイント
11 患者指導のポイント

図14 生活習慣修正による降圧の程度

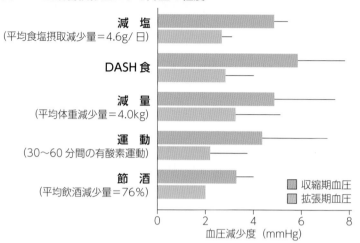

（日本高血圧学会高血圧治療ガイドライン作成委員会（編）：高血圧治療ガイドライン2019，p64より引用）

患者への説明の ポイント

- 減塩を中心とした生活習慣修正は，降圧薬服用の有無や血圧管理状況にかかわらず，すべての高血圧患者にとって重要であることを説明する．

- 降圧効果が実感できないことも少なくないので，食塩摂取量の評価や体重測定，歩数測定など可視化した指標を受診の都度確認しながら，長期にわたって実行できるよう支援する．

- 医療スタッフや家族の支援を受けて継続できるよう環境整備を図る．

- 患者とのコミュニケーションを図り，日常生活の楽しみや生活の質（QOL）を損なわないように配慮する．

A 降圧薬選択の基本

降圧薬選択の基本項目

1. 降圧薬の脳心血管病抑制効果の大部分は，降圧度によって規定される．

2. Ca 拮抗薬，アンジオテンシン II 受容体拮抗薬（ARB），アンジオテンシン変換酵素（ACE）阻害薬，少量の利尿薬，β遮断薬を主要降圧薬とする．

3. 積極的な適応や禁忌もしくは慎重使用となる病態や合併症の有無に応じて，適切な降圧薬を選択する．

4. 積極的適応がない場合の高血圧に対して最初に投与すべき降圧薬（第一選択薬）は，Ca 拮抗薬，ARB，ACE 阻害薬，利尿薬の中から選択する．

5. 降圧薬は 1 日 1 回投与を原則とするが，1 日 2 回の投与が好ましいこともある．

6. 一般には緩徐な降圧が望ましいが，III 度高血圧や多重危険因子保有などの高リスク症例では，数週間以内に速やかに降圧目標を達成することが望ましい．

7. 降圧目標を達成するために生活習慣の修正や非薬物療法の強化を図る．

8. コントロール不良の場合，2，3 剤の併用を行う．

1 第一選択薬

- 積極的適応がない場合の高血圧に対しては，最初に投与すべき降圧薬として Ca 拮抗薬，ARB，ACE 阻害薬，利尿薬の中から選択する．

- 積極的適応のある疾患に関しては，優先して使用することが推奨されている薬剤がある（表11）．

- ARB と ACE 阻害薬は，積極的適応疾患がほぼ同じである．副作用の有無，忍容性などで選択する．

- 左室駆出率（LVEF）の低下した心不全症例には少量から開始する．

- 各薬剤には禁忌や慎重投与となる病態が存在する（表12）．

- 妊娠時には ARB と ACE 阻害薬は禁忌である．使用中に妊娠が発覚した場合は，中止して適切な降圧薬に変更する．

- 高カリウム血症がある場合は，ARB および ACE 阻害薬は慎重に投与する．

- 体液中のナトリウム，カリウムが明らかに減少している場合は，サイアザイド系利尿薬は禁忌である．高齢者では，食事が細くなると体液中のナトリウム，カリウムが減少しやすくなるので注意する．

- Ca 拮抗薬，ARB，ACE 阻害薬，利尿薬，β遮断薬（含むαβ遮断薬）の 5 種類の主要降圧薬は，いずれも脳心血管病抑制効果が証明されている．それらの病態がある場合は，それぞれに合致した降圧薬を選択する．

1 高血圧の診断と疫学
2 二次性高血圧のスクリーニング
3 臓器障害の評価
4 治療計画の策定
5 生活習慣の修正
6 降圧薬治療
7 治療抵抗性高血圧
8 合併症を有する高血圧の管理
9 女性の高血圧
10 専門医に紹介するポイント
11 患者指導のポイント

表11 主要降圧薬の積極的適応

	Ca 拮抗薬	ARB/ACE 阻害薬	サイアザイド系利尿薬	β遮断薬
左室肥大	●	●		
LVEF の低下した心不全		●[*1]	●	●[*1]
頻脈	● (非 DHP 系)			●
狭心症	●			●[*2]
心筋梗塞後		●		●
蛋白尿 / 微量アルブミン尿を有する CKD		●		

[*1] 少量から開始し，注意深く漸増する．[*2] 冠攣縮には注意．

LVEF：左室駆出率，DHP：ジヒドロピリジン，CKD：慢性腎臓病．

（日本高血圧学会高血圧治療ガイドライン作成委員会（編）：高血圧治療ガイドライン 2019，p77 より引用）

表12 主要降圧薬の禁忌や慎重投与となる病態

	禁 忌	慎重投与	注意すべき副作用
Ca 拮抗薬	徐脈 （非 DHP 系）	心不全	浮腫，歯肉腫脹，グレープフルーツジュースと一緒に飲むと作用増強，便秘
ARB	妊娠	腎動脈狭窄症[*1] 高カリウム血症	高カリウム血症（特に腎障害例）
ACE 阻害薬	妊娠 血管神経性浮腫 特定の膜を用いるアフェレーシス / 血液透析[*2]	腎動脈狭窄症[*1] 高カリウム血症	空咳，高カリウム血症（特に腎障害例）
サイアザイド系利尿薬	体液中のナトリウム，カリウムが明らかに減少している病態	痛風 妊娠 耐糖能異常	低ナトリウム血症，低カリウム血症，高尿酸血症，光線過敏症
β遮断薬	喘息 高度徐脈 未治療の褐色細胞腫	耐糖能異常 閉塞性肺疾患 末梢動脈疾患	徐脈，不適切な使用による心不全，末梢循環悪化

[*1] 両側性腎動脈狭窄の場合は原則禁忌．

[*2] JSH2019 第5章 5．「3）ACE 阻害薬」を参照．

（日本高血圧学会高血圧治療ガイドライン作成委員会（編）：高血圧治療ガイドライン 2019，p77 より引用改変）

1 高血圧の診断と疫学

2 二次性高血圧のスクリーニング

3 臓器障害の評価

4 治療計画の策定

5 生活習慣の修正

6 降圧薬治療

7 治療抵抗性高血圧

8 合併症を有する高血圧の管理

9 女性の高血圧

10 専門医に紹介するポイント

11 患者指導のポイント

2 降圧薬の使い方

- 降圧治療の最終目的は，脳心血管病発症の予防である．
- 降圧薬投与開始後は，降圧目標の達成を絶えず心がけなければならない．
- 降圧目標を達成するための降圧薬の使い方を**図15**に示す．
- 降圧効果が不十分であれば，増量するか，もしくは他の種類の降圧薬を少量併用投与する．この場合，降圧薬の量を倍増するよりも，種類の異なった他の降圧薬を少量ずつ併用する方が良好な降圧効果が得られる．
- 積極的適応がない場合の高血圧の降圧療法の進め方を**図16**に示す．
- 積極的適応の病態が存在する場合は，それに対応した降圧薬の単剤や他の種類の降圧薬との併用療法を考慮してもよい．
- 降圧薬は，1日1回服用の薬剤が望ましい．
- 家庭血圧や自由行動下血圧測定で得られたトラフの血圧が高値の場合，朝に服用している降圧薬を晩に服用したり，朝晩の2回に分服，あるいは晩や就寝前に追加投与することを試みる．
- 晩に降圧薬を内服することにより，脳心血管疾患のリスクが軽減するというメタ解析の結果も近年報告された．
- 降圧速度は，降圧目標に数ヵ月で到達するくらい緩徐な方が副作用もなく望ましい．

図15　降圧目標を達成するための降圧薬の使い方

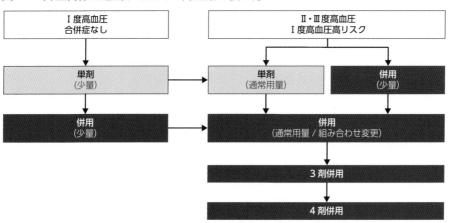

（日本高血圧学会高血圧治療ガイドライン作成委員会（編）：高血圧治療ガイドライン2019，p77より引用）

1 高血圧の診断と疫学

2 二次性高血圧のスクリーニング

3 臓器障害の評価

4 治療計画の策定

5 生活習慣の修正

6 降圧薬治療

7 治療抵抗性高血圧

8 合併症を有する高血圧の管理

9 女性の高血圧

10 専門医に紹介するポイント

11 患者指導のポイント

図 16　積極的適応がない場合の降圧治療の進め方

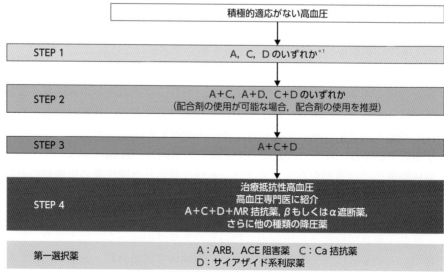

	積極的適応がない高血圧
STEP 1	A，C，D のいずれか[*1]
STEP 2	A＋C，A＋D，C＋D のいずれか （配合剤の使用が可能な場合，配合剤の使用を推奨）
STEP 3	A＋C＋D
STEP 4	治療抵抗性高血圧 高血圧専門医に紹介 A＋C＋D＋MR 拮抗薬，β もしくは α 遮断薬， さらに他の種類の降圧薬
第一選択薬	A：ARB，ACE 阻害薬　　C：Ca 拮抗薬 D：サイアザイド系利尿薬

MR：ミネラルコルチコイド受容体.
[*1] 高齢者では常用量の 1/2 から開始. 1〜3 ヵ月間の間隔で増量.
（日本高血圧学会高血圧治療ガイドライン作成委員会（編）：高血圧治療ガイドライン 2019，p78 より引用改変）

3　薬剤相互作用

- 降圧薬同士の相互作用には，降圧効果を高めたり，副作用を相殺したりするなど好ましい組み合わせがある反面，副作用が増強される場合もある.
- β 遮断薬と非 DHP 系 Ca 拮抗薬の併用による心臓抑制増強作用，ARB/ACE 阻害薬と MR 拮抗薬の高カリウム血症増強作用，中枢性交感神経抑制薬と β 遮断薬の離脱症候群の易発現性などには特に注意する.
- 非ステロイド性抗炎症薬（NSAIDs）による利尿薬，β 遮断薬，ACE 阻害薬，ARB の降圧効果減弱作用，ヒスタミン H_2 受容体拮抗薬による Ca 拮抗薬，β 遮断薬の降圧増強作用，ジゴキシンと非 DHP 系 Ca 拮抗薬併用によるジゴキシンの血中濃度上昇作用などが知られており，注意する.
- ARB や ACE 阻害薬と NSAIDs あるいは利尿薬の併用は，特に高齢者で飲水不良や嘔吐・下痢，大量の発汗などによる脱水や塩分摂取制限があると，過度の降圧や急性腎障害をきたすことがある.
- 食品と降圧薬の相互作用では，グレープフルーツあるいはそのジュースの摂取前後に DHP 系 Ca 拮抗薬を服用すると，その血中濃度が上昇することがよく知られている.
- 交感神経作動薬，抗うつ薬，麻酔薬，抗腫瘍薬など副作用で血圧が上昇する薬剤を服用している場合は，降圧薬での治療が必要となることがある.

1 高血圧の診断と疫学

2 二次性高血圧のスクリーニング

3 臓器障害の評価

4 治療計画の策定

5 生活習慣の修正

6 降圧薬治療

7 治療抵抗性高血圧

8 合併症を有する高血圧の管理

9 女性の高血圧

10 専門医に紹介するポイント

11 患者指導のポイント

4 降圧薬の減量と中止

● 血圧には季節変動があり，夏季に血圧が低下する患者では一時，降圧薬の減量あるいは中止を考慮してよい．

● 逆に，冬季には血圧が上昇して，増量や再投与が必要になることも少なくない．

● 降圧薬治療によって少なくとも1年以上血圧が正常化した場合であっても，減量もしくは中止すると，通常6ヵ月以内に血圧が高血圧レベルまで再上昇することが多い．

● 適正な生活習慣の継続および血圧の定期観察を条件に，休薬を試みてもよいが，治療前に臓器障害や合併症のないⅠ度高血圧である場合以外は推奨できない．

患者への説明のポイント

- 高血圧の治療は，血圧を下げることが最も大切であることを説明する．

- 降圧薬は，指示どおりに必ず服用することが必要である．ただし，夏場や感冒時の脱水状態では，休薬すべき薬剤をあらかじめ指示しておくとよい．

- 他の疾患で薬剤を服用している場合は，降圧薬の薬剤相互作用の有無を確認する必要があるので，申告するよう伝える．

- 生活習慣の修正を続けることは降圧薬を飲んでいても大切であることを，繰り返し説明する．

B 併用療法と配合剤

併用療法における基本項目

1．降圧目標を達成するために，2，3剤の併用が必要となる場合が多い．

2．異なるクラスの降圧薬の併用は降圧効果が大きく，降圧目標を達成するために有用である．

3．配合剤により処方を単純化することでアドヒアランスが改善し，血圧コントロールの改善につながることが期待できる．

4．2剤の併用としてARB/ACE阻害薬（ARBあるいはACE阻害薬）＋Ca拮抗薬，ARB/ACE阻害薬＋利尿薬，Ca拮抗薬＋利尿薬が推奨される．

1 併用療法のメリット

- 降圧不十分であれば，異なる薬剤の併用でさらに血圧を下げることができる.
- 適切な組み合わせの降圧薬併用（**図17**）による臓器保護作用も報告されている.

図17 2剤の併用

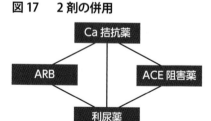

（日本高血圧学会高血圧治療ガイドライン作成委員会（編）：高血圧治療ガイドライン2019，p79より引用）

2 併用療法における降圧薬の組み合わせ

A ARB/ACE阻害薬＋Ca拮抗薬

- 脳心血管イベント高リスク群や後期高齢者では特に推奨される.
- ARB＋Ca拮抗薬併用はARB＋利尿薬併用と比較して，腎保護効果が大きく，副作用発現率が少ない可能性が指摘されている.
- 高用量ARBへの増量に比して，通常用量のARB/ACE阻害薬とCa拮抗薬併用の方が降圧増強効果と蛋白尿減少効果が強い.

B ARB/ACE阻害薬＋利尿薬

- ARB/ACE阻害薬＋Ca拮抗薬の併用と比較して，24時間血圧の低下作用は同等である. 体液貯留を認める患者に特に有用である.
- 男性，高齢者，非肥満者，非糖尿病患者では，24時間自由行動下血圧の低下作用がARB＋Ca拮抗薬併用群より強力であるとの報告がある.
- 80歳以上の高齢者では，脳卒中死亡，全死亡を有意に減少させる.

C Ca拮抗薬＋利尿薬

- メタ解析で，Ca拮抗薬と他剤の併用と比較して有意に心筋梗塞や脳卒中の発症を減少させること，また全死亡や脳心血管死についてはほぼ同等であることが示されている.

D ACE阻害薬＋ARB

- ACE阻害薬とARBとの併用は，単独投与よりも尿蛋白を減少させ，末期腎不全への進行を遅らせるというメタ解析の報告がある.
- しかし，ACE阻害薬＋ARB併用群では，単独投与群よりも透析導入，クレアチニン値の倍増，死亡率増加がみられるという報告もあり，一般的にこの組み合わせの併用は推奨されない.
- 併用する場合には少量から開始し，注意深い観察が必要である.

E Ca 拮抗薬＋利尿薬＋ ARB/ACE 阻害薬（3 剤の組み合わせ）

● 2 剤で十分な降圧が得られない場合，ARB/ACE 阻害薬，Ca 拮抗薬，利尿薬の 3 種類の薬剤の併用が推奨される．

● Ca 拮抗薬＋利尿薬＋ ARB の 3 剤併用は，これらの中のどの 2 剤併用療法と比較しても，診察室血圧と 24 時間血圧をより低下させる．

● 副作用は 2 剤併用と同程度であることが報告されている．

F その他の薬剤の組み合わせ

● MR 拮抗薬は Ca 拮抗薬，利尿薬，β 遮断薬と併用されることが多い．

● 心不全合併症例では，ACE 阻害薬あるいは ARB に β 遮断薬，利尿薬を併用したうえで，MR 拮抗薬の併用が推奨される．

● ACE 阻害薬あるいは ARB と MR 拮抗薬の併用に際しては，腎機能や血清カリウム値に注意が必要である．

● 主要降圧薬および MR 拮抗薬のほかにも，α 遮断薬，直接的レニン阻害薬，非 DHP 系 Ca 拮抗薬，中枢性交感神経抑制薬，ヒドララジンを併用薬として用いることができる．それぞれの薬剤の特性や禁忌に注意して併用する．

3 配合剤

● 配合剤の使用により服薬錠数を少なくし，処方を単純化することは，アドヒアランス改善に有用である．

● 単剤の併用よりも降圧効果に優れ，降圧目標値の達成度を改善させることがメタ解析で示されている．

● 用量が固定されており，初期投与すると過度な血圧低下のおそれがあるため，まずは単剤ないしは 2 剤の併用から開始し用量を固定したうえで，配合剤へと切り替えることが推奨される．

● 3 剤配合剤も 2 剤配合剤と同様に，3 剤併用で用量を固定したうえでの切り替えが推奨される．

● 配合剤の薬価はそれぞれの単剤の合計よりも安価に設定されており，医療経済的にもメリットがある．

患者への説明の ポイント

● 血圧を適切に管理するためには，2 種類以上の降圧薬を必要とする場合が多いことを説明する．

● 配合剤は内服忘れを減らすためだけではなく，経済的にも有用な場合があることを説明する．

1 高血圧の診断と疫学
2 二次性高血圧のスクリーニング
3 臓器障害の評価
4 治療計画の策定
5 生活習慣の修正
6 降圧薬治療
7 治療抵抗性高血圧
8 合併症を有する高血圧の管理
9 女性の高血圧
10 専門医に紹介するポイント
11 患者指導のポイント

C 各種降圧薬の特徴と主な副作用

主な降圧薬とポイント

1. 長時間作用型の Ca 拮抗薬は降圧効果の高い血管拡張薬であり，最も使いやすい降圧薬の一つである．

2. ARB と ACE 阻害薬も使いやすい薬剤である．しかし，レニン−アンジオテンシン（RA）系が亢進している状態（脱水，減塩など）では，過度な降圧と腎機能低下を伴うことがあり，注意して用いる．

3. 直接的レニン阻害薬は，ARB/ACE 阻害薬の忍容性に問題がある場合に積極的に使用を考慮する．

4. 少量のサイアザイド系利尿薬は，積極的適応のない高血圧の第一選択薬である．

5. β遮断薬は，労作性狭心症，心筋梗塞後，頻脈合併例などに特に有用な薬剤である．

6. α遮断薬は，早朝高血圧に対して眠前投与などの投与法が用いられている．

7. MR 拮抗薬は，原発性アルドステロン症の中心的降圧薬であるが，心不全患者に対する有用性が報告されてから頻用されており，高カリウム血症の副作用に注意する．

8. 中枢性交感神経抑制薬のメチルドパは，妊娠の全経過で用いることができる．

9. 古典的な血管拡張薬としてはヒドララジンは妊婦に使用することができるが，反射性の交感神経亢進に注意する．

1 Ca 拮抗薬

- Ca 拮抗薬は細胞膜上のカルシウムチャネルに結合し，細胞内のカルシウムイオン上昇を阻害し，血管平滑筋を弛緩させることにより血圧を低下させる．
- Ca 拮抗薬は化学構造により，DHP 系とベンゾチアゼピン（BTZ）系とフェニルアルキルアミン系に分類される．
- 長時間作用型の DHP 系 Ca 拮抗薬は強力な降圧作用にもかかわらず，臓器血流保持効果に優れるので，臓器障害合併例や高齢者でも良い適応となり，多くの症例で第一選択薬として用いられる．
- DHP 系 Ca 拮抗薬の副作用としては，強力な血管拡張によると考えられる低血圧，動悸，頭痛，ほてり感，顔面紅潮，浮腫などのほかに歯肉増生や便秘などが知られている．
- DHP 系 Ca 拮抗薬はチトクローム P450（CYP3A4）によって代謝されるた

め，同酵素により代謝されるマクロライド系抗菌薬，アゾール系抗真菌薬，タクロリムス，ヒト免疫不全ウイルス（HIV）プロテアーゼ阻害薬，シメチジン，シクロスポリン，グレープフルーツジュースなどは，DHP系Ca拮抗薬の代謝を遅らせ降圧効果を増強する．一方，リファンピシン，フェノバルビタール，カルバマゼピンなどはCYP3A4を誘導するため，Ca拮抗薬の降圧効果が減弱する．

- BTZ系Ca拮抗薬ジルチアゼムの末梢血管拡張作用は比較的弱いが，刺激伝導系，特に房室結節伝導を強く抑制し，冠血流を増加させる．
- ジルチアゼムは狭心症，冠攣縮性狭心症，本態性高血圧症（軽症〜中等症）に適応がある．
- ジルチアゼムはうっ血性心不全，II度以上の房室ブロック，洞不全症候群のある患者では禁忌である．

2 ARB

- 作用機序として，アンジオテンシンII（AII）タイプ1（AT1）受容体に特異的に結合し，AIIによる強力な血管収縮，体液貯留，交感神経活性を抑制することによって降圧作用を発揮する．
- 本剤投与によりフィードバック機構によって血中のAIIレベルは上昇し，AT1受容体の心血管系作用に拮抗するタイプ2（AT2）受容体を刺激すると想定されている．
- ロサルタンは尿酸低下作用を有することが知られている．
- 妊婦や授乳婦への投与は禁忌で，重症肝障害患者には慎重投与となる．
- 両側性腎動脈狭窄例または単腎で一側性腎動脈狭窄例では急速な腎機能の低下をきたすことがあるため，原則禁忌である．
- 体液量減少や高度のナトリウム欠乏例にも準禁忌である．
- 高齢者やCKD患者（特に推算糸球体濾過量（eGFR）30 mL/分/1.73 m^{2}未満の腎機能低下例）では腎機能が悪化することがあるので，低用量から慎重に開始する．
- 腎機能悪化や高カリウム血症などの副作用が出現した場合には，薬剤を速やかに減量・中止，またはCa拮抗薬への変更を行うなどして，腎臓・高血圧専門医にコンサルトする．

3 ACE阻害薬

- 強力な昇圧系である血中および組織中のRA系を抑制するだけでなく，カリクレイン‐キニン‐プロスタグランジン系を増強して降圧作用を発揮する．
- 線溶系を活性化し凝固系を抑制する作用も有しており，ACE阻害薬が冠動脈疾患の発症リスクを有意に抑制することが示されている．
- CKD患者や糖尿病性腎臓病（DKD）患者での末期腎不全への進行を抑制し，心血管イベントも減少，CKD患者での全死亡の抑制効果も認められる．

1 高血圧の診断と疫学
2 二次性高血圧のスクリーニング
3 臓器障害の評価
4 治療計画の策定
5 生活習慣の修正
6 降圧薬治療
7 治療抵抗性高血圧
8 合併症を有する高血圧の管理
9 女性の高血圧
10 専門医に紹介するポイント
11 患者指導のポイント

- 副作用ではブラジキニンの作用増強による空咳がある．一方，咳の誘発が誤嚥性肺炎を防止するとされる．
- 重要な副作用として血管神経性浮腫があり，2型糖尿病治療薬のジペプチジルペプチダーゼ4（DPP-4）阻害薬との併用では血管神経性浮腫が増加するとの報告がある．
- デキストラン硫酸固定化セルロース，トリプトファン固定化ポリビニルアルコール，またはポリエチレンテレフタレートを用いた吸着器によるアフェレーシスを施行中，あるいはアクリロニトリルメタリルスルホン酸ナトリウム膜を用いた血液透析中の場合は，ショックやアナフィラキシー様症状を発症する危険があるため，禁忌である．
- ACE 阻害薬の多くが腎排泄性であり，腎障害時は少量から投与すべきである．

4 直接的レニン阻害薬（DRI）

- この種類の薬剤で臨床使用可能なものは，アリスキレンのみである．アリスキレンは長い血中半減期（40 時間）と高い組織移行性を有し，1日1回の投与で長時間にわたる安定した降圧効果を示し，忍容性も良好である．
- ARB や ACE 阻害薬が副作用などの理由によって使用できない場合に特に適応がある．
- eGFR 60 mL/ 分 /1.73 m^2 未満の CKD 合併高血圧において，DRI と他の RA 系阻害薬（ARB，ACE 阻害薬）の併用は原則禁忌である．
- 重大な副作用として，血管浮腫，アナフィラキシー，高カリウム血症，腎機能障害がある．
- イトラコナゾール，シクロスポリンとの併用，妊婦への投与は禁忌である．
- 両側性腎動脈狭窄例または単腎の一側性腎動脈狭窄例では，他の RA 系阻害薬（ARB，ACE 阻害薬）と同様に原則禁忌である．

5 利尿薬

- サイアザイド系利尿薬は，遠位尿細管でのナトリウム再吸収を抑制することにより循環血液量を減少させるが，長期的には末梢血管抵抗を低下させることにより降圧する．
- 心血管イベントの抑制効果が報告されており，安価でもある．
- 降圧薬として一般的に eGFR 30 mL/ 分 /1.73 m^2 以上では，サイアザイド系利尿薬を少量から用いる．
- ループ利尿薬はヘンレ上行脚での塩化ナトリウムの再吸収を抑制して利尿効果を発揮する．eGFR 30 mL/ 分 /1.73 m^2 未満ではループ利尿薬を用いる．サイアザイド系利尿薬に比し，利尿作用は強いが，降圧効果は弱い．
- 利尿薬は特に高齢者，低レニン性高血圧，CKD 合併高血圧，糖尿病，インスリン抵抗性など食塩感受性が亢進した高血圧に効果が期待できる．減塩が困

1 高血圧の診断と疫学

2 二次性高血圧のスクリーニング

3 臓器障害の評価

4 治療計画の策定

5 生活習慣の修正

6 降圧薬治療

7 治療抵抗性高血圧

8 合併症を有する高血圧の管理

9 女性の高血圧

10 専門医に紹介するポイント

11 患者指導のポイント

難な高血圧や浮腫を有するなど体液過剰を合併した高血圧，あるいは治療抵抗性高血圧に対する降圧薬としても有用であり，心不全の予防効果にも優れる．

● 使用に伴い高尿酸血症，高中性脂肪血症，耐糖能低下など代謝系への悪影響に加えて，低ナトリウム血症，低カリウム血症，低マグネシウム血症などの電解質異常への悪影響がある．

● 低カリウム血症の予防には ACE 阻害薬や ARB との併用，またはカリウム製剤，MR 拮抗薬などの併用，さらにはカリウム含量の多い柑橘類などの摂取指導が推奨される．

6 β遮断薬

● β遮断薬は心筋 β_1 受容体遮断による心拍数減少と心収縮力抑制による心拍出量の低下，腎臓でのレニン産生の抑制，中枢での交感神経抑制作用などにより降圧する．

● 交感神経活性の亢進が認められる若年者の高血圧や労作性狭心症，心筋梗塞後，頻脈合併例，甲状腺機能亢進症などを含む高心拍出型症例，高レニン性高血圧，大動脈解離などに積極的な適応がある．

● 一般的な高血圧に対して使用する場合は，長時間作用型 β_1 選択性の薬剤が使用されることが多い．

● 高齢者や糖尿病，耐糖能異常などの病態を合併する場合，注意を要する．

● β遮断薬は，気管支喘息などの閉塞性肺疾患，徐脈，Ⅱ度以上の房室ブロック，レイノー症状，褐色細胞腫（α遮断薬と併用しない場合やαβ遮断薬以外）に対しては禁忌ないし慎重投与となる．

● 突然中止すると離脱症候群として，狭心症あるいは高血圧発作が生じることがあるので，徐々に減量して中止する．

7 α遮断薬

● 交感神経末端の平滑筋側 α_1 受容体を選択的に遮断するため，末梢血管拡張作用によって降圧する．

● 交感神経末端側の抑制系 α_2 受容体は阻害せず，特に長時間作用型では反射性頻脈が少ない．

● 褐色細胞腫の血圧コントロールに使用される．

● 早朝高血圧に対して眠前投与などの投与法が用いられている．

● 初回投与現象（first dose phenomenon）として起立性低血圧によるめまい，動悸，失神があるので，少量より開始し漸増する．

8 MR 拮抗薬

● スピロノラクトン（SPL）やエプレレノン（EPL），エサキセレノンなどのMR 拮抗薬は，腎臓の遠位尿細管および接合集合管の MR に作用して，カリ

1 高血圧の診断と疫学

2 二次性高血圧のスクリーニング

3 臓器障害の評価

4 治療計画の策定

5 生活習慣の修正

6 降圧薬治療

7 高血圧治療抵抗性

8 合併症を有する高血圧の管理

9 女性の高血圧

10 専門医に紹介するポイント

11 患者指導のポイント

ウムの喪失なくナトリウム排泄を促進し降圧効果をもたらす.

● 原発性アルドステロン症に対する薬物療法において,中心的薬剤として使用される.

● アルドステロンは心血管系に対し障害作用を有するため,MR拮抗薬には,心不全や心筋梗塞後において予後を改善することを示す大規模臨床試験が多い.

● 糖尿病性腎症以外で腎機能正常の患者には,血圧低下,蛋白尿減少を目的としてEPLを投与できる.

● SPLは男性の女性化乳房・インポテンス,女性では月経痛などの副作用があるが,EPL,エサキセレノンにはそれらの副作用が少ない.

● エサキセレノンは,アルドステロン受容体への選択性が高くアゴニスト作用を持たないMR拮抗薬で,半減期が長い.

9 中枢性交感神経抑制薬

● 血管運動中枢のα_2受容体を刺激することによって交感神経活動を抑制し,降圧する.

● メチルドパは腎機能障害症例にも使用できる.また,妊娠高血圧症候群に対して,妊娠初期から妊娠経過のすべての期間で使用可能である.

● 突然中止すると離脱症状が出現することがあり,徐々に減量する.

● クロニジン,グアンファシンは小児および成人の注意欠陥多動障害(ADHD)に使用されるが,低血圧,徐脈を起こすので注意が必要である.

10 古典的な血管拡張薬

● ヒドララジンは直接的に血管平滑筋に作用して血管を拡張させる.

● 妊娠初期からも,また妊娠20週を過ぎて発症する妊娠高血圧症候群にも安全に使用できる.

● 副作用として狭心症,頭痛,動悸,頻脈,浮腫がみられる.

● 連用で全身性エリテマトーデス様の症状が発現することがある.

患者への説明の ポイント

- さまざまな降圧薬があり,病態に応じて使い分けがされていることを説明する.

- 副作用がある場合は,他剤に変更することができるので,内服により気になる症状がある場合は,積極的に相談するように指導する.

1 高血圧の診断と疫学

2 二次性高血圧のスクリーニング

3 臓器障害の評価

4 治療計画の策定

5 生活習慣の修正

6 降圧薬治療

7 治療抵抗性高血圧

8 合併症を有する高血圧の管理

9 女性の高血圧

10 専門医に紹介するポイント

11 患者指導のポイント

治療抵抗性高血圧への対策

1. 治療抵抗性高血圧およびコントロール不良高血圧では，二次性高血圧に加えて，腎機能低下や体液量増加，ストレス，他薬剤による降圧効果の減弱，などの要因を考慮する．

2. 十分な問診を行い，患者とのコミュニケーションをとり，生活習慣の修正および服薬指導を行う．

3. 降圧治療では，利尿薬を含む作用機序の異なる薬剤を多剤併用する．降圧薬は十分な用量を使用し，服薬の回数や時間を考慮する．

4. ミネラルコルチコイド受容体（MR）拮抗薬は治療抵抗性高血圧への追加薬として降圧に有用である．

5. 適切な時期に高血圧専門医の意見を求める．

A 定義と頻度

- 治療抵抗性高血圧は，利尿薬を含むクラスの異なる3剤の降圧薬を用いても血圧が目標値まで下がらないもの，と定義される．
- 4剤以上の降圧薬で血圧が目標値に到達しているものも，コントロールされた治療抵抗性高血圧である．
- 厳密な意味での治療抵抗性高血圧は，十分な生活習慣の修正を行ったうえで，利尿薬を含む適切な用量の降圧薬を投与しても目標血圧まで下がらない状態である．
- 5剤以上を用いても血圧が目標値に達しない高血圧は，難治性高血圧と定義されている．
- 治療抵抗性高血圧の割合は，一般診療においては数％程度とされているが，腎臓内科や高血圧の専門外来では半数以上の場合もある．
- わが国の報告では，実地医家を主とした J-HOME 研究において，3剤以上服薬しても自宅または病院で血圧コントロールが不十分な患者は13％であった．しかし，前述した厳密な定義を満たす治療抵抗性高血圧の頻度はより低いと考えられるが，実際の数値は明らかではない．

B 治療抵抗性高血圧の要因と評価

- 治療抵抗性高血圧にはさまざまな要因があり，適切な対策をとることが重要である．
- 臨床的には，見かけ上，治療抵抗性と診断されているコントロール不良高血圧も含まれる．

1 高血圧の診断と疫学

2 二次性高血圧のスクリーニング

3 臓器障害の評価

4 治療計画の策定

5 生活習慣の修正

6 降圧薬治療

7 治療抵抗性高血圧

8 合併症を有する高血圧の管理

9 女性の高血圧

10 専門医に紹介するポイント

11 患者指導のポイント

● 見かけ上の治療抵抗性高血圧の要因として，血圧評価が不適切，白衣高血圧や白衣効果，処方されている薬剤の服薬不良，利尿薬が処方されていないなど定義を満たさない薬剤の処方，があげられる．

● 定義に合った治療抵抗性高血圧の要因として，生活習慣の修正不良，二次性高血圧（睡眠時無呼吸症候群や薬剤誘発性高血圧を含む），腎障害が進行して体液量を適切に減少できない，動脈硬化が進行して末梢血管の拡張が得られない，があげられる．

● 治療抵抗性の要因を検索しようとしない診断イナーシャを含めて，医療者側の clinical inertia（臨床イナーシャ）に注意すべきである．

● 表 13 のチェックリストに従って，治療抵抗性となっている要因をスクリーニ

表 13　治療抵抗性高血圧を疑った時のチェックリスト

要　因	チェック事項
1．本当に治療抵抗性高血圧か	
血圧測定とその評価は正しいか	☐ カフが小さすぎない？（カフ幅は上腕周囲の 40％，かつ，長さは少なくとも上腕周囲を 80％取り囲むものを使用する） ☐ 家庭血圧は正しく測定できている？（家庭血圧計の精度，血圧の自己測定手技） ☐ 診察室外血圧も本当に治療抵抗性？（白衣高血圧，白衣効果）
処方どおりに服薬できているか	☐ 残薬はない？ ☐ 患者の服薬に対する意識に問題はない？（特定の薬剤を飲まない，服薬回数を意識的に減らしている，など患者による自己調節） ☐ 認知機能は問題ない？
薬剤の処方は適切か	☐ 3 剤以上処方されている？ ☐ 3 剤は異なる作用機序を持つ降圧薬の組み合わせ？ ☐ 利尿薬は処方されている？（腎機能低下例ではサイアザイド系利尿薬ではなくループ利尿薬が必要） ☐ 処方量は適切？（利尿薬は少量，ほかは忍容性がある範囲で通常量〜最大用量） ☐ 薬効の持続は十分？（1 日 1 回型か？　1 日 1 回型でも分 2 が良い場合や夜の内服に移すことが良い場合もある）
2．治療抵抗性高血圧の要因のスクリーニング	
生活習慣修正はできているか	☐ 食塩の過剰摂取はない？ ☐ 肥満の影響は？ ☐ 節酒はできている？ ☐ 睡眠不良や精神的・肉体的なストレスは？
血圧を上昇させうる薬剤や食品はないか	☐ 非ステロイド性抗炎症薬，副腎皮質ステロイド，カンゾウ（甘草）を含む漢方薬，グリチルリチン製剤，経口避妊薬，シクロスポリン，エリスロポエチン，抗うつ薬，分子標的薬など
二次性高血圧はないか	☐ 睡眠時無呼吸症候群，原発性アルドステロン症，腎血管性高血圧，甲状腺機能異常症などは比較的頻度が高く，外来診察である程度スクリーニング可能
3．二次性高血圧疑いや，上記チェック項目への対応後も治療抵抗性が残れば，専門医に紹介	

ングする.

● 治療抵抗性高血圧患者の 23 〜 65％は服薬アドヒアランス不良とされている.

● 服薬アドヒアランス不良の要因の一つに，患者の服薬や受診に関する意識の問題があり，患者の経済的，心理的問題が影響していることもある.

● 二次性高血圧疑いや，**表 13** のチェック項目への対応後も治療抵抗性が残れば，速やかに専門医に紹介する.

C 治療抵抗性高血圧への対策

● 治療抵抗性高血圧や難治性高血圧は，臓器障害を有するものや脳心血管病の高リスクの患者を多く含むため，適切な時期に高血圧専門医へ紹介する.

● **表 13** のチェックリストにある要因について個々に対応する．修正可能な要因に介入することで十分な降圧が得られることがある.

● 次のステップまたは同時並行で行う降圧療法の強化について**表 14** に示す.

● 血圧コントロールの向上のためには，医師をはじめとする医療者の治療に対する積極性，患者の高血圧治療に対する認知度を上げる努力，生活習慣修正への励まし，適切な降圧薬の選択が重要である.

● 服薬アドヒアランスに問題がある場合，要因に合わせて以下のような点に対応する.

　・十分な説明により服用薬に対する不安を取り除く
　・副作用が出ていれば他剤に変更する

表 14　治療抵抗性高血圧に対する薬物療法

基本的な対応
　・利尿薬が未使用なら開始
　・利尿薬が使用されていれば，用量と種類の調整を検討
　・作用機序の異なる併用の組み合わせにおいて，積極的適応がある薬剤を優先する
　・一般には，Ca 拮抗薬，ARB あるいは ACE 阻害薬，利尿薬の 3 剤を併用する
　・3 剤併用の薬剤を増量
　・MR 拮抗薬の追加（併用として推奨され，2 剤目からも併用可．血清カリウムに注意）
　・交感神経抑制薬（αβ遮断薬，β遮断薬，α遮断薬）の追加（2 剤目からも併用可）
　・朝 1 回を朝夜の 2 回または夜 1 回の服薬に変更を検討

さらに降圧薬を追加する場合の対応
　・中枢性交感神経抑制薬の追加
　・血管拡張薬（ヒドララジンなど）の追加
　・DHP 系，非 DHP 系 Ca 拮抗薬の併用
　・ARB，ACE 阻害薬，DRI のうち 2 種の併用（血清カリウム，腎機能に注意）
　・サイアザイド系利尿薬，ループ利尿薬の併用

ARB：アンジオテンシンⅡ受容体拮抗薬，ACE：アンジオテンシン変換酵素，DHP：ジヒドロピリジン，DRI：直接的レニン阻害薬.
（日本高血圧学会高血圧治療ガイドライン作成委員会（編）：高血圧治療ガイドライン 2019，p89 より作成）

1 高血圧の診断と疫学
2 二次性高血圧のスクリーニング
3 臓器障害の評価
4 治療計画の策定
5 生活習慣の修正
6 降圧薬治療
7 治療抵抗性高血圧
8 合併症を有する高血圧の管理
9 女性の高血圧
10 専門医に紹介するポイント
11 患者指導のポイント

1 高血圧の診断と疫学

2 二次性高血圧のスクリーニング

3 臓器障害の評価

4 治療計画の策定

5 生活習慣の修正

6 降圧薬治療

7 治療抵抗性高血圧

8 合併症を有する高血圧の管理

9 女性の高血圧

10 専門医に紹介するポイント

11 患者指導のポイント

・繰り返す薬物不適応には精神的要因も考慮する

・経済的問題も考慮する

・患者の生活に合わせた服薬スケジュールを考える

・医師の熱意を高める

● 食塩の過剰摂取や腎機能が低下している場合では，体液量過多に起因する治療抵抗性を示すことが多い．この場合は，厳格な食塩制限や利尿薬の適切な使用が効果的である．

● 専門医への紹介・コンサルテーションを常に考慮する．

● 専門医の診療によっても治療抵抗性を克服できない症例があるが，多くは複数の要因が重なり，時に体液量管理が困難な場合や動脈硬化が高度で末梢血管抵抗の軽減を図れない症例である．

D 腎交感神経デナベーション

● カテーテルによる腎交感神経デナベーション（RDN）とは，大腿動脈から挿入したカテーテルを腎動脈に誘導し，血管内膜側から高周波を発生させ外膜に局在する腎神経を焼灼し，血圧を低下させる最新の医療技術である．

● 長期的な血圧低下効果や安全性の問題，すべての症例に効果があるわけではないこと，RDNの成功を確かめる手段が血圧評価によるものしかないことなど，未解決な問題が多い治療法ではあるが，治療抵抗性高血圧だけでなく，軽症高血圧症例への非薬物療法の高血圧治療手段としても期待される．

患者への説明の ポイント

・適切な降圧薬を用いても，十分に血圧が低下しない場合は，治療抵抗性高血圧といわれる病態であることを説明する．

・生活習慣の修正に励むとともに降圧薬の内服を確実に行うことにより，病態が改善することがあるので，これらの重要性を繰り返し説明する．

・家庭血圧を朝，晩測定して記録し，日頃の食事やサプリメントの使用状況など家庭での状況を含めて，主治医に報告して相談するように指導する．

1 高血圧の診断と疫学
2 二次性高血圧のスクリーニング
3 臓器障害の評価
4 治療計画の策定
5 生活習慣の修正
6 降圧薬治療
7 治療抵抗性高血圧
8 合併症を有する高血圧の管理
9 女性の高血圧
10 専門医に紹介するポイント
11 患者指導のポイント

8 合併症を有する高血圧の管理
脳血管障害，心疾患，腎疾患，糖尿病

A 脳血管障害

脳血管障害を合併する高血圧患者における血圧管理のポイント

1. 脳梗塞超急性期（血栓溶解療法を行った場合）：治療 24 時間以内は 180/105 mmHg 未満に保つ.

2. 脳梗塞超急性期（血栓溶解療法を未施行）～急性期（発症 2 週間以内）：積極的な降圧療法は控える. ただし，220/120 mmHg を超える高血圧の持続，大動脈解離・急性心筋梗塞・心不全・腎不全などを合併している場合は慎重に降圧する.

3. 脳出血急性期：できるだけ早期に収縮期血圧（SBP）を 140 mmHg 未満に降下させる.

4. くも膜下出血急性期：積極的な降圧を考慮してもよい.

5. 脳血管障害慢性期：130/80 mmHg 未満を目標とする. ただし，以下の場合は 140/90 mmHg 未満を目標とする.
   1）両側頸動脈高度狭窄や脳主幹動脈閉塞を有する場合.
   2）これら血管病変の有無を未評価の場合.

6. 降圧薬治療は，超急性期はニカルジピンなど Ca 拮抗薬の微量点滴静注，急性期以降は可能な症例では経口降圧薬に変更する. 経口降圧薬は Ca 拮抗薬，アンジオテンシン変換酵素（ACE）阻害薬，アンジオテンシンⅡ受容体拮抗薬（ARB），利尿薬が推奨される.

1 超急性期・急性期の降圧療法

● 脳卒中超急性期・急性期が疑われる症例は，可及的速やかに脳卒中専門医療が可能な医療機関に搬送することが求められる. 脳卒中超急性期（血栓溶解療法を未施行）・急性期の症例に推奨される降圧治療の要点を以下に示す.

A 脳梗塞

● 脳血流自動調節能の障害や脳内盗血現象のため，降圧薬や血管拡張作用薬の投与で病巣部血流が減少して梗塞が増大する可能性がある. そのため，急性期には積極的な降圧療法を控える.

● SBP ＞ 220 mmHg または拡張期血圧（DBP）＞ 120 mmHg が持続する場合，また大動脈解離・急性心筋梗塞・心不全・腎不全などを合併している場合は，前値の 85％を目安に慎重に降圧する.

B 脳出血

● できるだけ早期に SBP を 140 mmHg 未満に降下させるが，SBP 130 mmHg

未満への降圧で心・腎臓関連の有害事象を招く可能性がある.

Ⓒ くも膜下出血
- SBP 160 mmHg 以上の場合に，前値の 80％を目安に降圧する.

用語解説

脳血流自動調節能

　全身の血圧が変化しても脳血管の収縮や拡張により脳血流を一定に保持しようとする機構である．自動調節域を超えて血圧が低下すると，脳血流は直線的に低下する．脳梗塞急性期には自動調節能の下限値は血圧が高い方にシフトしているため，降圧により容易に脳血流の低下をきたしやすい.

脳内盗血現象

　脳血流低下に対して血管拡張で脳血流を保とうとするが，さらに脳血流が低下しても脳血管はそれ以上拡張できない．この状態下に血管拡張作用を有する薬剤の投与で健常な脳血管は拡張し血流が増加するが，虚血などで血管拡張余力のない部位では血流が増加せず，逆に他部位に血流が取られて脳血流が減少する（盗血現象）.

---

2 慢性期の降圧療法

- 脳血管障害の既往を有する患者は高率に脳血管障害を再発するため，最大の危険因子である高血圧を管理することが重要である.
- 慢性期は 130/80 mmHg 未満を目標に降圧する．これを支持する研究結果が JSH2019 発表後にも報告されている（JAMA Neurol, 76, 1309-1318, 2019）.
- 両側頸動脈高度狭窄，脳主幹動脈閉塞を有する患者では，降圧により脳梗塞再発リスクの上昇が危惧されるため，140/90 mmHg 未満を目ざす.
- 降圧治療中に，めまい・ふらつき・だるさ・頭重感などの訴えがあった場合は降圧による脳循環不全の可能性があり，降圧薬の減量や変更が必要である.

3 無症候性脳血管障害

- 高血圧は無症候性脳梗塞のほとんどを占める小梗塞，大脳白質病変，微小脳出血，無症候性脳出血の危険因子である.
- 原則的に慢性期の降圧目標に準じて降圧する.
- 24 時間を通した降圧，早朝の血圧管理が重要である.

患者への説明の ポイント

- 血圧管理が不良の場合は脳血管障害を再発しやすいことを説明する.
- 身体・認知機能障害がさらに悪化する危険性があるため,再発予防のための血圧管理が重要であることを説明する.
- 脳血管障害の発症時期により血圧の目標値は異なるので,十分に繰り返し説明しながら適切に血圧を管理する.

B 心疾患

心疾患を合併する高血圧患者における血圧管理のポイント

1. 安定冠動脈疾患では 130/80 mmHg 未満,心肥大・左室駆出率の保たれた心不全・心房細動では SBP 130 mmHg 未満を目標とする.
2. 心疾患においては必ずしも降圧を目的とせず,生活の質(QOL)改善や予後改善のために病態や併存症に応じて降圧薬を用いる.
3. 冠動脈疾患,心不全,心房細動などでは,循環器専門医との病診・診診連携が重要である.

1 心肥大

- 高血圧に心肥大が合併すると,死亡率,心不全や冠動脈疾患による脳心血管イベントのリスクが高まる.
- 降圧治療により心肥大が退縮すると予後が改善する.
- いずれの主要降圧薬も心肥大を退縮させるが,特にレニン‐アンジオテンシン(RA)系阻害薬(ACE 阻害薬,ARB),Ca 拮抗薬は退縮効果に優れている.

2 安定冠動脈疾患

- 冠動脈疾患の二次予防に加えて,脳心血管病・心不全の予防のために,降圧目標を 130/80 mmHg 未満とする.
- 器質的冠動脈狭窄による労作性狭心症の第一選択薬は,β 遮断薬と長時間作用型 Ca 拮抗薬である.
- 冠攣縮による安静型狭心症の第一選択薬は Ca 拮抗薬である.
- 心筋梗塞後の患者では,β 遮断薬,RA 系阻害薬,ミネラルコルチコイド受容体(MR)拮抗薬が死亡率を減少させ,予後を改善する.
- 冠動脈疾患の二次予防には,降圧療法とともに抗血小板療法,スタチンによる高 LDL コレステロール低下療法,耐糖能異常・糖尿病の管理,禁煙など

1 高血圧の診断と疫学
2 二次性高血圧のスクリーニング
3 臓器障害の評価
4 治療計画の策定
5 生活習慣の修正
6 降圧薬治療
7 治療抵抗性高血圧
8 合併症を有する高血圧の管理
9 女性の高血圧
10 専門医に紹介するポイント
11 患者指導のポイント

- の危険因子管理が重要である.
- 狭心症症状の軽減および心血管イベントの減少のために，循環器専門医と連携をとり，心筋虚血を評価し，血行再建術の適応を検討する.

3 心不全

Ⓐ 心不全と高血圧

- 心不全は一旦症状が出現すると，突然死の危険を抱えながら寛解・増悪を繰り返し，死に至る，進行性かつ予後不良な症候群である.
- 高血圧は心不全の最も頻度の高い基礎疾患であるとともに，発症，進展，再発，急性増悪の増悪因子である.

Ⓑ 左室駆出率の低下した心不全（HFrEF）

- 血圧が正常あるいは低値である症例が多いが，必ずしも降圧を目的とせず，QOL 改善，心不全再入院抑制，予後改善のために，標準的治療として RA 系阻害薬，β 遮断薬（カルベジロール，ビソプロロール），MR 拮抗薬のそれぞれ最大忍容量を併用する.
- 病態や併存症に応じた個別治療が重要となるため，一概に降圧目標は定められない.
- 臓器うっ血や予防には利尿薬を用いる.
- RA 系阻害薬や β 遮断薬の導入に当たっては，心不全悪化，低血圧，徐脈（β 遮断薬），腎機能低下に注意しながら，少量（高血圧治療の 1/4 ～ 1/2 量）から緩徐に増量する.
- 適切な利尿薬使用下に標準的治療を最大忍容量まで行っても降圧が十分でない場合には，アムロジピンを追加する.
- RA 系阻害薬，β 遮断薬，利尿薬の調整（増量・減量・中止）は，循環器専門医のコンサルテーションのもと行う.

Ⓒ 左室駆出率の保たれた心不全（HFpEF）

- 降圧目標には生命予後改善のエビデンスはないが，心不全再入院抑制のために SBP 130 mmHg 未満とする.
- 利尿薬による適切な体液量管理のもと，個々の病態に応じた降圧薬併用療法を行う.

4 心房細動

- 心房細動発症の抑制には，SBP 130 mmHg 未満の降圧が望ましい.
- 慢性心房細動においては，脳卒中 / 全身塞栓性・死亡ならびに抗凝固療法中の頭蓋内出血の抑制のために SBP 130 mmHg 未満を目ざす.
- 発作性・持続性・慢性心房細動を問わず，血栓塞栓リスクと出血合併症リスクを評価のうえ，適切な抗凝固療法を行う.

1 高血圧の診断と疫学

2 二次性高血圧のスクリーニング

3 臓器障害の評価

4 治療計画の策定

5 生活習慣の修正

6 降圧薬治療

7 治療抵抗性高血圧

8 合併症を有する高血圧の管理

9 女性の高血圧

10 専門医に紹介するポイント

11 患者指導のポイント

● 持続性・慢性心房細動では β 遮断薬を中心とした適切な心拍数コントロールを行う.

用語解説

HFpEF（heart failure with preserved ejection fraction）

　従来，心不全といえば，高血圧性心臓病，冠動脈疾患，心臓弁膜症，心筋症，心筋炎など，あらゆる心疾患の終末像として左室駆出率の低下した心不全（HFrEF）が広く認識されていた．しかし今や，左室駆出率の保たれた（50%以上）心不全（HFpEF）が心不全入院の半数を占めることが知られている．HFpEF は高齢者，特に女性に多い．左室拡張能障害と血管硬化がその基本病態であるため，高血圧や体液貯留，頻脈などで容易に増悪・再発を繰り返す．

患者への説明の ポイント

- 高血圧の厳格な管理は，心疾患の発症や進展，再発を予防するのに極めて重要であるため，かかりつけ医の指示をしっかり守るように指導する.
- 心疾患を有する患者は，脳血管障害や末梢動脈疾患などを合併しやすいため，血圧以外の危険因子の予防・管理も必要であることを説明する.
- 冠動脈疾患や心不全においては降圧薬を血圧管理のためのみならず，症状や QOL の改善，再発・再入院の予防，生命予後の改善のために服用していることを説明する.
- 心不全患者においては，できる限り毎日，血圧に加えて体重を測定し，血圧手帳に記載するように指導する.

C 腎疾患

腎疾患を合併する高血圧患者における血圧管理のポイント

1. 腎障害や腎機能の低下が持続する疾患を慢性腎臓病（CKD）と総称する.
2. CKD では高血圧を合併することが多いが，高血圧の持続は腎障害を増悪させて CKD の進展を促進するとともに高血圧をさらに重症化させる.
3. この悪循環を抑制するためにも，CKD 患者では厳格な血圧管理が必要となる.
4. CKD では脳心血管病（CVD）のリスクも高いため，患者個々にとって最も適切な降圧レベルを設定し，各人に合った降圧療法を行うことが重要である.

1 高血圧の診断と疫学

2 二次性高血圧のスクリーニング

3 臓器障害の評価

4 治療計画の策定

5 生活習慣の修正

6 降圧薬治療

7 治療抵抗性高血圧

8 合併症を有する高血圧の管理

9 女性の高血圧

10 専門医に紹介するポイント

11 患者指導のポイント

1 CKD の定義

- 下記①，②のいずれか，または両方が 3 ヵ月以上持続することで診断される．
  - ① 尿異常，画像診断，血液，病理で腎障害の存在が明らか，特に 0.15 g/gCr 以上の尿蛋白（糖尿病では 30 mg/gCr 以上のアルブミン尿）の存在が重要
  - ② 糸球体濾過量（GFR）< 60 mL/ 分 /1.73 m²
- なお，推算糸球体濾過量（eGFR）の算出については 3 章「推算糸球体濾過量（eGFR）の計算」（36 頁）を参照のこと．

2 CKD を合併する高血圧の病態

- CKD では食塩摂取量の増加に伴い高血圧が重症化する "食塩感受性高血圧" を呈しやすい．
- 慢性糸球体腎炎などの糸球体疾患では糸球体で濾過されるナトリウム量が減少し，糖尿病では初期から尿細管におけるナトリウム再吸収が亢進してナトリウムバランスが正に傾くため，ナトリウム摂取量の増加に伴い全身血圧が上昇しやすくなる．
- 食塩感受性高血圧では，全身血圧のみならず糸球体血圧も上昇しているのが特徴である．
- 糸球体高血圧は糸球体硬化のリスクであり，長期的な腎保護のためには糸球体高血圧を改善させる必要がある．
- 臨床的には尿蛋白量の多い CKD では治療を要する糸球体高血圧を伴っている可能性が高い．
- 糖尿病を合併せず，かつ尿蛋白陰性の CKD としては腎硬化症の頻度が高い．
- 腎硬化症では腎細小動脈の血管抵抗が上昇し，全身血圧が上昇しても糸球体血圧と尿中ナトリウム排泄は正常に保たれる（食塩非感受性高血圧）．しかしながら，細小動脈の硬化が進行すると虚血性障害により一部の糸球体が硬化に陥り機能ネフロン数が減少する．その結果，GFR が低下してナトリウム排泄量が減少するため食塩感受性高血圧を呈するようになる．

3 CKD を合併する高血圧の治療

- CKD 患者では 1 日食塩摂取量を 6 g 未満にすることが求められる．
- 過度の制限（3 g 未満）は食事摂取の減少・脱水の原因となる危険があり推奨されない．
- 薬物治療では軽度以上（0.15 g/gCr 以上，糖尿病では微量アルブミン尿 30 mg/gCr 以上）の蛋白尿を呈する CKD では，RA 系阻害薬が第一選択薬となる．
- RA 系阻害薬の腎保護効果は腎機能の低下した症例ほど大きく，その効果は尿蛋白量の減少によって確認できる．
- RA 系阻害薬に加えて，長時間作用型 Ca 拮抗薬やサイアザイド系利尿薬などの併用により十分な降圧を図ることが重要である．

- Ⅲ度高血圧や CVD リスクの高い症例では，降圧効果が確実で臓器血流の増加が期待できる Ca 拮抗薬の併用が望ましい.
- 体液量過剰の症例にはサイアザイド系利尿薬の併用を考慮する.
- CKD ステージ G4 〜 G5（GFR ＜ 30 mL/ 分 /1.73 m^2）では，ループ利尿薬に変更または併用する.
- 蛋白尿を伴う場合は，降圧目標を 130/80 mmHg 未満としている.
- 蛋白尿を伴わない CKD では，RA 系阻害薬・Ca 拮抗薬・利尿薬の中から患者の病態（合併症も含めて）に合わせて降圧薬を選択する.
- 腎硬化症では，輸入細動脈を強力に拡張させて糸球体血流量を増加させる Ca 拮抗薬が良い適応である.
- 特に動脈硬化の強い高齢者では過降圧を起こさないよう十分な注意が必要であり，診察室外の血圧評価などを積極的に行うことが望ましい.
- 蛋白尿を伴わない CKD では 130/80 mmHg 未満の厳格な降圧の有用性を示すエビデンスは乏しく，JSH2019 では降圧目標を 140/90 mmHg 未満としているが，腎機能・年齢に応じた個別化対応が必要である.
- 糖尿病合併例では尿蛋白がなくとも降圧目標は 130/80 mmHg 未満である.
- CKD 患者における降圧目標と第一選択薬を**表 15** に示す.

表 15　CKD 患者における降圧目標と第一選択薬

		降圧目標	第一選択薬
蛋白尿（−）	糖尿病（−）	140/90 mmHg 未満	RA 系阻害薬，Ca 拮抗薬，利尿薬
	糖尿病（＋）	130/80 mmHg 未満	RA 系阻害薬，Ca 拮抗薬，利尿薬
蛋白尿（＋） （糖尿病を含む）		130/80 mmHg 未満	RA 系阻害薬

・蛋白尿：軽度尿蛋白（0.15 g/gCr）以上を「蛋白尿（＋）」と判定する. 糖尿病では微量アルブミン尿（30 mg/gCr 以上）で陽性とする.
・GFR 30 mL/ 分 /1.73 m^2 未満，高齢者では RA 系阻害薬は少量から投与を開始する.
・利尿薬：GFR 30 mL/ 分 /1.73 m^2 以上はサイアザイド系利尿薬，それ未満はループ利尿薬を用いる.
・蛋白尿（＋）の CKD，糖尿病では 130/80 mmHg 以上の場合，臨床的に高血圧と判断する.

1 高血圧の診断と疫学
2 二次性高血圧のスクリーニング
3 臓器障害の評価
4 治療計画の策定
5 生活習慣の修正
6 降圧薬治療
7 治療抵抗性高血圧
8 合併症を有する高血圧の管理
9 女性の高血圧
10 専門医に紹介するポイント
11 患者指導のポイント

1
高血圧の
診断と疫学

2
二次性高血圧の
スクリーニング

3
臓器障害の評価

4
治療計画の策定

5
生活習慣の修正

6
降圧薬治療

7
治療抵抗性
高血圧

8
合併症を有する
高血圧の管理

9
女性の高血圧

10
専門医に紹介
するポイント

11
患者指導の
ポイント

患者への説明の ポイント

- 腎疾患における血圧管理は，腎臓を守るために重要であることを説明する．
- 蛋白尿を認める場合は，130/80 mmHg 未満を目ざして，生活習慣の修正とともに降圧薬をしっかり内服するように指導する．
- 蛋白尿がない場合は，まずは 140/90 mmHg 未満を目ざすが，他のリスクを考慮して 130/80 mmHg 未満を目ざす場合もあることを説明する．

D 糖尿病

糖尿病を合併する高血圧患者における血圧管理のポイント

1. 高血圧と糖尿病は，ともに合併しやすい．
2. 高血圧患者では，耐糖能検査の評価を行う．
3. 糖尿病のある患者では，尿中アルブミン濃度を測定する．
4. 診察室血圧では 130/80 mmHg 未満を降圧目標とする．
5. 家庭血圧では 125/75 mmHg 未満を降圧目標とする
6. アルブミン尿や蛋白尿がない場合は，ARB，ACE 阻害薬，Ca 拮抗薬，少量のサイアザイド系利尿薬の中から降圧薬を選択する．
7. アルブミン尿や蛋白尿を認める場合は，ARB，ACE 阻害薬を優先して選択する．

1 高血圧と 2 型糖尿病

- 高血圧では，肥満，インスリン抵抗性を背景として，耐糖能異常・2 型糖尿病の合併が多い．
- 高血圧，2 型糖尿病はメタボリックシンドロームの構成要因である．
- 高血圧と糖尿病の合併は，脳心血管疾患のみならず，糖尿病網膜症，糖尿病腎症など糖尿病合併症の発症，進展因子である．

2 糖尿病合併高血圧の診療

- 糖尿病患者には毎回診察時に血圧測定を行い，家庭血圧測定を勧め血圧評価を行う．
- 糖尿病患者の血圧測定では起立性低血圧を呈する場合があるので，座位に加えて臥位・立位の血圧も適宜測定する．
- 高血圧患者を診察した場合，耐糖能の評価を行う（次項参照）．
- 糖尿病合併高血圧を疑う場合は尿蛋白評価や，必要に応じて微量アルブミン

排泄量測定を行う.

- 糖尿病合併高血圧患者では微量アルブミン排泄量測定に加え，糖尿病網膜症評価のための眼底検査（眼科受診），腎機能評価のための血清クレアチニンとeGFR測定，神経障害のための感覚障害，振動覚低下，アキレス腱反射低下・消失などの評価を定期的に実施する.
- 耐糖能異常と糖尿病が合併する高血圧では症状の有無にかかわらず，適宜，動脈硬化病変の検索（冠動脈疾患，脳血管疾患，末梢動脈疾患（PAD）など）を行う.

3 耐糖能の評価

- 高血圧診断時には耐糖能評価（図18）を行う.
- 糖尿病の評価は空腹時血糖値，随時血糖値とグリコヘモグロビン（hemoglobin A1c：HbA1c）値の測定による.
- 空腹時血糖値126 mg/dL 以上を糖尿病型，110～125 mg/dL を境界型，110 mg/dL 未満を正常型とする.
- 随時血糖値200 mg/dL 以上を糖尿病型する.
- HbA1c は国際基準（National Glycohemoglobin Standardization Program：NGSP）値を用いる．6.5%以上を糖尿病型，6.1～6.4%を境界型，6.1%未満を正常型とする.
- 境界型や尿糖陽性時には適宜75 g 経口ブドウ糖負荷試験（OGTT）を実施する.
- 75 g OGTT 2時間値200 mg/dL 以上を糖尿病型，140～199 mg/dL を境界型，140 mg/dL 未満を正常型とする.
- 糖尿病型で，糖尿病の典型的症状（口渇，多尿，多飲，体重減少）あるいは確実な糖尿病網膜症が存在する場合は糖尿病と診断する.

図18　空腹時血糖値および HbA1c 値による耐糖能判定区分

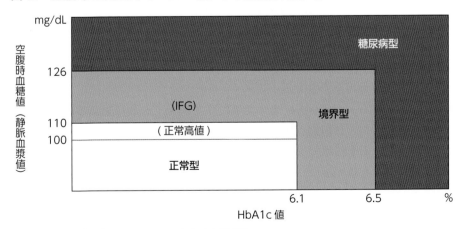

HbA1c：ヘモグロビン A1c，IFG：空腹時血糖異常.

- 血糖値と HbA1c が糖尿病型である場合は糖尿病と診断する.
- 1 型糖尿病を疑う場合はただちに糖尿病専門医にコンサルトする. 1 型糖尿病では口渇, 多尿, 多飲, 体重減少など高血糖症状が出現後, おおむね 3 ヵ月以内にケトーシスあるいはケトアシドーシスに陥る.

用語解説

空腹時血糖値

　10 時間以上絶食した状態で測定した血糖値.

随時血糖値

　食事と採血時間との時間関係を問わないで測定した血糖値. 糖負荷後の血糖値は除く.

4 降圧目標 (図 19)

- 糖尿病合併高血圧の降圧目標は診察室血圧で 130/80 mmHg 未満とする.
- 家庭血圧では 125/75 mmHg 未満を降圧目標とする.
- 冠動脈疾患, 末梢動脈疾患合併例においては, 降圧に伴う臓器灌流低下に対して十分に配慮する.
- 血圧 140/90 mmHg 以上ではただちに降圧薬を開始する.
- 130 〜 139/80 〜 89 mmHg（高値血圧）では, ただちに生活習慣の修正による降圧を試みる.
- 生活習慣修正による改善効果が認められない場合は, 速やかに薬物療法を考慮する.

5 降圧薬の選択 (図 19)

- 糖尿病合併高血圧患者における降圧薬選択に際しては, ARB, ACE 阻害薬, Ca 拮抗薬, 少量のサイアザイド系利尿薬が推奨される.
- 微量アルブミン尿や蛋白尿を合併する場合は, ARB, ACE 阻害薬が優先される.
- 生活習慣の修正の強化に加え, 1 剤の降圧薬で降圧目標に達しない場合は, 早期に降圧薬併用を考慮する.
- 降圧目標の達成には Ca 拮抗薬, 少量のサイアザイド系利尿薬の併用やこれらを含む配合剤の使用が有用である.
- 3 剤以上の降圧薬使用でも降圧目標の達成が困難な場合, 高血圧専門医へのコンサルトを考慮する.

1 高血圧の診断と疫学
2 二次性高血圧のスクリーニング
3 臓器障害の評価
4 治療計画の策定
5 生活習慣の修正
6 降圧薬治療
7 治療抵抗性高血圧
8 合併症を有する高血圧の管理
9 女性の高血圧
10 専門医に紹介するポイント
11 患者指導のポイント

1 高血圧の診断と疫学

2 二次性高血圧のスクリーニング

3 臓器障害の評価

4 治療計画の策定

5 生活習慣の修正

6 降圧薬治療

7 治療抵抗性高血圧

8 合併症を有する高血圧の管理

9 女性の高血圧

10 専門医に紹介するポイント

11 患者指導のポイント

図19 糖尿病合併高血圧の治療計画

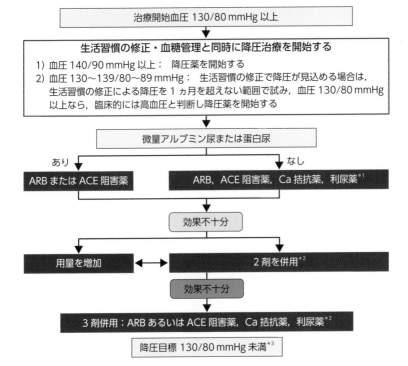

> 治療開始血圧 130/80 mmHg 以上

> **生活習慣の修正・血糖管理と同時に降圧治療を開始する**
> 1) 血圧 140/90 mmHg 以上： 降圧薬を開始する
> 2) 血圧 130～139/80～89 mmHg： 生活習慣の修正で降圧が見込める場合は，生活習慣の修正による降圧を 1 ヵ月を超えない範囲で試み，血圧 130/80 mmHg 以上なら，臨床的には高血圧と判断し降圧薬を開始する

> 微量アルブミン尿または蛋白尿

あり → ARB または ACE 阻害薬

なし → ARB，ACE 阻害薬，Ca 拮抗薬，利尿薬[*1]

効果不十分

用量を増加 ⟷ 2 剤を併用[*2]

効果不十分

3 剤併用：ARB あるいは ACE 阻害薬，Ca 拮抗薬，利尿薬[*2]

降圧目標 130/80 mmHg 未満[*3]

[*1] 少量のサイアザイド系利尿薬.
[*2] ARB と ACE 阻害薬の併用は避ける.
[*3] 動脈硬化性冠動脈疾患，末梢動脈疾患合併症例，高齢者においては，降圧に伴う臓器灌流低下に対する十分な配慮が必要である.

（日本高血圧学会高血圧治療ガイドライン作成委員会（編）：高血圧治療ガイドライン 2019，p126 より引用）

患者への説明の ポイント

- 高血圧は糖尿病を合併しやすいことを説明する．特に，肥満やメタボリックシンドロームがある場合，高血圧や糖尿病の家族歴がある場合は合併しやすい．高血圧と同様に 2 型糖尿病の初期では症状を呈しないこともあり，血糖レベルの評価を繰り返して行う.

- 糖尿病合併高血圧では薬物療法に加えて，生活習慣の修正を徹底するように指導する．肥満是正（現体重から 3 ～ 4 kg の減量から始める），適正体重の維持，運動習慣の獲得などにより血糖レベルのみならず，血圧レベルの改善も期待できることを説明する.

9 女性の高血圧

A 若年女性にみられる二次性高血圧

- 二次性高血圧を疑う所見は2章「二次性高血圧総論」（19頁）参照.
- 使用している薬剤，サプリメント，化粧品などについて詳細な問診が重要である.
- 女性に頻度の高い二次性高血圧（表16）を念頭において検査計画を立てる.

表16　若年女性にみられる二次性高血圧

	頻　度	示唆する所見
女性に頻度の高い疾患		
腎血管性高血圧（線維筋性異形成）	一般住民の0.4%	RA系阻害薬投与後の急激な腎機能悪化，腎サイズの左右差，低カリウム血症，腹部血管雑音
クッシング症候群	副腎偶発腫瘍の約8%	中心性肥満，満月様顔貌，皮膚線条，高血糖
腎実質性高血圧	高血圧患者の2〜5%	血清クレアチニン上昇，蛋白尿，血尿，腎疾患の既往
甲状腺機能亢進症		頻脈，発汗，体重減少，コレステロール低値
甲状腺機能低下症		徐脈，浮腫，活動性減少，脂質，クレアチンキナーゼ，LDH高値
大動脈縮窄症	先天性心疾患の1.9%，ターナー症候群の35%に合併	血圧上下肢差，血管雑音
高安病	全国に6,000名，毎年およそ200〜300名ほどが新たに発症	下行大動脈に沿う前胸部〜背部の血管雑音，上肢高血圧，血圧上下肢差，下肢血管拍動の減弱
男女差はないが念頭におくべき疾患		
原発性アルドステロン症	高血圧患者の5〜10%	低カリウム血症，副腎偶発腫瘍，夜間多尿
薬剤誘発性高血圧		薬剤使用歴，低カリウム血症，動揺性高血圧

RA：レニン‐アンジオテンシン，LDH：乳酸脱水素酵素.

患者への説明の ポイント

- 原因となっている疾患の治療や薬剤，サプリメントなどの使用中止が重要であることを説明する.
- 原因となっている疾患を明らかにし，その治療によって降圧薬の減量あるいは中止が可能な場合があることを説明する.

COLUMN

女性の二次性高血圧の原因としてエストロゲン製剤も念頭におこう

　女性特有の疾患である月経困難症や子宮内膜症の治療薬として低用量ピル（エストロゲン製剤）が使われるが，フランスでは女性の二次性高血圧の19%に低用量ピルの関与があるとの報告がある（Ann Cardiol Angeiol（Paris），65，159-164, 2016）．以下に若年女性で念頭においておくとよい薬剤誘発性高血圧の原因薬物をあげる．

薬剤の種類	一般的な薬剤
エストロゲン製剤	経口避妊薬，ホルモン補充療法薬
カンゾウ（甘草）	芍薬甘草湯，抑肝散，小青竜湯，S・M配合散
マオウ	麻黄湯，葛根湯
ニンジン	人参湯，補中益気湯，釣藤散，半夏瀉心湯
非ステロイド性抗炎症薬（NSAIDs）	シクロオキシゲナーゼ2阻害薬，イブプロフェン，その他のNSAIDs
グルココルチコイド	プレドニゾロン
交感神経刺激作用を有する薬剤	フェニルプロパノールアミン（総合感冒薬に含まれる），三環系抗うつ薬，四環系抗うつ薬，セロトニン・ノルアドレナリン再取り込み阻害薬

B　妊娠高血圧症候群（HDP）分類と治療

妊娠高血圧症候群（HDP）の定義・分類・治療

1. 妊娠時に高血圧を認めた場合，妊娠高血圧症候群（HDP）と診断される．

2. HDPは以下に分類される．
   - 妊娠高血圧腎症（preeclampsia）
   - 妊娠高血圧（gestational hypertension）
   - 加重型妊娠高血圧腎症（superimposed preeclampsia）
   - 高血圧合併妊娠（chronic hypertension）

3. HDPの根本的な治療は妊娠帰結である．

1　分　類

A　妊娠高血圧腎症と妊娠高血圧

- 妊娠高血圧腎症と妊娠高血圧は，「妊娠20週以降に初めて高血圧を発症し，分娩12週までに正常に復する場合」をいう．
- 高血圧に加えて臓器障害を示唆する所見*のいずれかを認める場合が妊娠高

1 高血圧の診断と疫学
2 二次性高血圧のスクリーニング
3 臓器障害の評価
4 治療計画の策定
5 生活習慣の修正
6 降圧薬治療
7 治療抵抗性高血圧
8 合併症を有する高血圧の管理
9 女性の高血圧
10 専門医に紹介するポイント
11 患者指導のポイント

血圧腎症，ない場合が妊娠高血圧と定義される．妊娠高血圧腎症と比較して妊娠高血圧が"軽症"というわけではないので注意を要する．

Ⓑ 加重型妊娠高血圧腎症
- 高血圧が妊娠前あるいは妊娠 20 週までに存在し，妊娠 20 週以降に臓器障害を示唆する所見*のいずれかを伴う場合．
- 蛋白尿のみを呈する腎疾患が妊娠前あるいは妊娠 20 週までに存在し，妊娠 20 週以降に高血圧が発症する場合．
- 高血圧と蛋白尿が妊娠前あるいは妊娠 20 週までに存在し，妊娠 20 週以降にいずれかまたは両症状が増悪する場合．

*臓器障害を示唆する所見
a．蛋白尿／基礎疾患のない進行性の腎障害（クレアチニン（Cr）> 1.0 mg/dL）
b．基礎疾患のない肝酵素上昇
c．脳卒中，神経障害（間代性痙攣・子癇・視野障害・一次性頭痛を除く頭痛など）
d．血液凝固異常（HDP に伴う血小板減少 < 15 万 /μL・播種性血管内凝固症候群（DIC）・溶血）
e．子宮胎盤機能不全（胎児発育不全・臍帯動脈血流波形異常・死産）

Ⓒ 高血圧合併妊娠
- 高血圧が妊娠前あるいは妊娠 20 週までに存在し，加重型妊娠高血圧腎症を発症していない場合．

COLUMN

「妊娠高血圧症候群」の定義改定
　わが国における妊娠高血圧症候群の定義が 2018 年に改定された．高血圧合併妊娠はこれまで妊娠高血圧症候群に含まれなかったが，欧米諸国に準ずる形でわが国でも含まれるようになった．併せて英語表記も，これまでの pregnancy induced hypertension（PIH）から hypertensive disorders of pregnancy（HDP）に変更となった．

2 治療

- HDP の根本的な治療は「妊娠帰結（分娩）」である．
- 妊娠帰結の時期については，血圧値だけではなく臓器障害を示唆する所見の有無や，胎児の状態など総合的に判断される．
- HDP における降圧治療は根本的な治療ではなく，母体の脳血管障害などを予

防し，妊娠期間を延長するための手段である．

COLUMN

妊娠時の降圧目標

　妊娠後期の高血圧は，重症域（160/110 mmHg 以上）であれば降圧薬による治療を開始し，非重症域（140 〜 159/90 〜 109 mmHg）を目標血圧値として治療する．これは過度な降圧が胎児への血流を減少させると考えられているためである．

　高血圧合併妊娠における妊娠初期の高血圧も，少なくとも重症域であれば降圧薬による治療が推奨されているが，非重症域の血圧から降圧を始めるか否かは，国によって対応が異なっている．胎児の状態などを注意深く観察しながら降圧する必要があるため，専門機関での治療が望ましい．近年は重症域の高血圧状態になる前に降圧薬による治療を開始する傾向がある．

3 　妊娠中の降圧薬

● 妊娠期間中に薬剤を投与する場合，母体への薬効と胎児への安全性を同時に考える必要がある

● アンジオテンシン変換酵素（ACE）阻害薬，アンジオテンシンII受容体拮抗薬（ARB）は妊娠中期以降の使用で胎児毒性が確認されており，妊娠中の使用は絶対禁忌である．直接的レニン阻害薬（DRI）もその作用機序から同様の影響が予想されるため，妊娠中の使用は禁忌である．

● 妊娠中に使用できる降圧薬は，ラベタロール，メチルドパ，ニフェジピン徐放製剤（添付文書上は妊娠 20 週以降のみ禁忌が外れている），ヒドララジンである．

● アテノロールは胎児発育遅延との関連が報告されており，妊娠中の使用は好ましくない．

用語解説

胎児毒性と催奇形性

　薬剤が妊娠中期以降に投与された場合，胎盤を通じて胎児に悪影響を及ぼすことを「胎児毒性」という．一方，薬剤が妊娠初期に投与され，児に形態異常を認めることを「催奇形性」という．

1 高血圧の診断と疫学
2 二次性高血圧のスクリーニング
3 臓器障害の評価
4 治療計画の策定
5 生活習慣の修正
6 降圧薬治療
7 治療抵抗性高血圧
8 合併症を有する高血圧の管理
9 女性の高血圧
10 専門医に紹介するポイント
11 患者指導のポイント

1 高血圧の診断と疫学

2 二次性高血圧のスクリーニング

3 臓器障害の評価

4 治療計画の策定

5 生活習慣の修正

6 降圧薬治療

7 治療抵抗性高血圧

8 合併症を有する高血圧の管理

9 女性の高血圧

10 専門医に紹介するポイント

11 患者指導のポイント

患者への説明の ポイント

- HDP は血圧値だけではなく，母体の臓器合併症や胎児の状態などの総合的な評価が必要であるため，専門機関での治療を勧める．

- HDP に罹患した女性は，産後長期的に高血圧をはじめ 2 型糖尿病やメタボリックシンドローム，脳心血管病のリスクが高い．産後も家庭血圧測定の習慣をつける，健診を定期的に受けるなどの健康管理が重要であることを説明する．

- ACE 阻害薬や ARB，DRI を使用している女性が妊娠した場合など，薬剤と妊娠・授乳に関する相談窓口として厚生労働省事業「妊娠と薬情報センター」を利用できる．全国に拠点病院があり，患者本人に説明をしてくれるので参考にするとよい．
  （妊娠と薬情報センター HP：https://www.ncchd.go.jp/kusuri/popwindow.html）

C 妊娠時の減塩は推奨されるか

妊娠時の食塩摂取量

- HDP に対して 6 g/ 日未満の減塩は推奨されない．
- 日本産科婦人科学会によるガイドラインおよび日本妊娠高血圧学会の診療指針 2015 では，7 〜 8 g/ 日の食塩制限を推奨している．
- 高血圧合併妊娠で妊娠前から食塩制限を指導されている場合は妊娠中も継続するが，過度な減塩は行わない．

● 近年の欧米のガイドラインでは，発症後の HDP に対して食塩制限は推奨されていないが，欧米では食塩摂取量が平均 10 g/ 日未満であるのに対し，日本では 11 g/ 日以上であることをふまえてこの推奨となっている．

● 軽度の減塩食での介入試験を抽出すると，7 g/ 日の減塩食では HDP（重症を除く）の血圧が低下し有用であった一方，重症 HDP では血圧低下はなく，ヘマトクリットの上昇，尿酸の上昇，腎機能の低下などの悪影響がみられたと報告されている．

1 妊娠時の生理学的変化

● 正常な生理的変化として循環血液量は著しく増加し，水分貯留が生じる．

● そのため正常妊娠では腎血流量，糸球体濾過量（GFR）が増加し，ナトリウムの損失を防ぐためにアルドステロンの分泌が増加する．

1 高血圧の診断と疫学
2 二次性高血圧のスクリーニング
3 臓器障害の評価
4 治療計画の策定
5 生活習慣の修正
6 降圧薬治療
7 治療抵抗性高血圧
8 合併症を有する高血圧の管理
9 女性の高血圧
10 専門医に紹介するポイント
11 患者指導のポイント

● 水分貯留，膠質浸透圧の低下のために浮腫を生じやすい．
● 一方で，HDP では循環血液量が減少している．

2 6 g/ 日未満の減塩を妊娠高血圧の非薬物治療として推奨しない理由

● これまでの報告では以下の点について減塩による有益性は認められず，また不利益も認められなかった．
　・母体死亡の減少
　・尿蛋白，妊娠高血圧腎症の減少
　・帝王切開の減少
　・低血圧発症の増加
　・胎児，新生児の死亡の減少
　・早産の増加
　・低出生体重児の増加
● 極端に食塩摂取量が多い場合（15 g/ 日以上），10 g/ 日以下にすることは妊娠高血圧の重症化への進展を予防する効果も期待できるので，慎重に減塩を行うことに意義はあると考えられる．

D 授乳期に投与できる降圧薬

授乳婦への降圧薬投与

1. 相対的乳児投与量（RID）＜ 10% である薬剤は，授乳婦への投与が可能と考えられる．

2. アテノロールは母乳中に比較的多く分泌されるため，使用が必要である場合は慎重に投与する．

3. ACE 阻害薬は妊娠中の使用は禁忌であるが，母乳へほとんど分泌されないため，授乳婦への使用は可能である．

4. 産褥期は血圧上昇をきたしやすい時期である．脳血管障害などの予防のため，しっかりと降圧することが望ましい．

1 授乳期の薬剤投与の考え方

● 薬物の母乳移行と曝露レベルのパラメータとして，乳汁 / 血漿薬物濃度比（M/P 比），RID がある．
● M/P 比は母乳中の薬物濃度の指標である．
● RID は母乳を介して乳児が摂取することになる薬剤量が，治療量のどのくらいに相当するのかを示すもので，乳児の薬物曝露量の目安として有用である．

● RID が 10% 未満であれば児への影響は少ないと考えられている.

> RID＝母乳を介する薬の用量（mg/kg/ 日）/ 乳児の治療量*（mg/kg/ 日）× 100（%）
> *乳児の治療量が決まっていない時は，母親の体重当たりの治療量で代用できる.

2 授乳婦と降圧薬 （表 17）

● 産後の女性は，ホルモンバランス変化や頻回の授乳による睡眠不足などから，血圧上昇のリスクが高い．脳血管障害予防のためにしっかりと降圧する.

● 母乳栄養は母児にとって多くの利点があるため，降圧薬を使用する必要がある場合でも安易に授乳を中止しないことが望ましい.

● β 遮断薬であるアテノロールは母乳に比較的多く分泌される．新生児や早産児，母親の使用量が多い場合は注意が必要である.

● メチルドパは，薬理作用からうつとの関連が推測されるため，慎重に投与する必要がある.

● ACE 阻害薬であるエナラプリルやカプトプリルは，妊娠中は胎児毒性があるために使用禁忌であるが，母乳中への移行量はごくわずかであり，授乳中では安全に使用できる.

表 17　各種降圧薬と授乳

種　類	成　分	代表的な薬品	M/P 比	RID	授　乳
αβ遮断薬	ラベタロール	トランデート	0.8 〜 2.6	0.2 〜 0.6	可能
Ca 拮抗薬	ニフェジピン	アダラート ニフェジピン	1.0	2.3 〜 3.4	可能
	アムロジピン	ノルバスク アムロジン	1.4	1.72 〜 3.15	可能
	ニカルジピン	ペルジピン	0.25	0.07 〜 0.1	可能
	ジルチアゼム	ヘルベッサー	1.0	0.9	可能
中枢性交感神経抑制薬	メチルドパ	アルドメット	0.19 〜 0.34	0.1 〜 0.4	可能
血管拡張薬	ヒドララジン	アプレゾリン	0.49 〜 1.36	1.2	可能
β遮断薬	プロプラノロール	インデラル	0.5	0.3 〜 0.5	可能
	アテノロール	テノーミン	1.5 〜 6.8	6.6	慎重
ACE 阻害薬	エナラプリル	レニベース	－	0.07 〜 0.2	可能
	カプトプリル	カプトリル	0.012	0.02	可能

（Hale TW：Hale's Medications and Mothers' Milk 2019；Aoki H et al：Low levels of amlodipine in breast milk and plasma, Breastfeed Med, 13, 9, 622-626, 2018 より作成）

1 高血圧の診断と疫学

2 二次性高血圧のスクリーニング

3 臓器障害の評価

4 治療計画の策定

5 生活習慣の修正

6 降圧薬治療

7 治療抵抗性高血圧

8 合併症を有する高血圧の管理

9 女性の高血圧

10 専門医に紹介するポイント

11 患者指導のポイント

E 更年期の高血圧と女性の高血圧

1 更年期の高血圧の特徴

● 女性では閉経に伴い身体および精神面においてもさまざまな変化が生じるが，血圧の上昇もこの時期から始まると考えられる．

Ⓐ 閉経後の血圧上昇の機序

● エストロゲンには，一酸化窒素（NO）合成を促進する作用があり，血管拡張をもたらす．また，酸化ストレスの抑制，抗酸化作用，血管リモデリング抑制，腎保護，交感神経活性の低下，アンジオテンシンⅡ（AⅡ）タイプ1（AT1）受容体やACEを減少させ，RA系を抑制するなどの作用が報告されているが，更年期にエストロゲンが消退することにより，血管内皮障害，酸化ストレス，RA系活性化，交感神経系の亢進などを生じ，血圧の上昇につながる．

● プロゲステロンにも血管拡張作用が報告されているので，その減少によって血管拡張が抑えられる可能性がある．

● さらに，更年期には中心性肥満，総コレステロール値上昇，HDL-コレステロール値低下などの動脈硬化危険因子が集簇するので，血圧上昇と相まって将来，高齢期において脳心血管病発症へとつながる．また，更年期の女性では神経症やうつ傾向の頻度が男性より多く，メンタルストレスで交感神経系が亢進して血圧上昇を引き起こしうる．

Ⓑ ホルモン補充療法（HRT）の血圧への影響

● 更年期におけるHRTの血圧への影響は対象者や薬剤の種類や量，使用期間などにより異なり，一定の見解は得られていない．

Ⓒ 妊娠の影響

● 妊娠中に子癇前症を発症した女性では，高血圧の発症が約2.7倍，虚血性心疾患，脳卒中，静脈血栓症が約2倍発症すると報告されている．

● 妊娠中は検診を受けて適切な指導を受けることが必要であり，状況に応じた治療に結びつけることが大切である．また，母体の経過が記録されている母子手帳は後の健康管理や治療に有用であり，必ず持ち続けるように指導して臨床にいかすべきである．

2 女性の高血圧の特徴

● 近年，女性における高血圧罹患者の増加は男性に比べ急峻で，特に高齢女性において顕著であるが，男性よりも女性が長寿化していることと関係がある．

また，女性の死因では脳心血管病ががんよりも多い．

● 閉経期の女性ホルモンの変化が高血圧発症に影響があるため，男性に比べ発症年齢が遅い傾向がある．

● 女性は男性よりも食塩感受性が高いので，減塩指導がより有用であると思われる．特に，治療抵抗性高血圧の場合には減塩すると効果的である．

● 女性だけが服用するピルによる血圧上昇もあるので，内服薬の確認が重要である．

● 女性では，降圧薬による副作用の発現が男性の2倍多いとの報告があり，ACE阻害薬での空咳やCa拮抗薬での末梢性浮腫，利尿薬使用時の低カリウム血症や低ナトリウム血症の出現にもよく遭遇する．

患者への説明のポイント

• 女性は妊娠などライフステージにより血圧などが変化し，観察や治療が必要なこともあるので，各ステージにおいて検診を受けるように勧める．

• 若年から中年期に正常血圧であったことを理由に，その後も血圧は高くならないと思っている女性が多いが，血圧上昇は更年期頃から始まる場合が多いことを説明する．

• 「高血圧は更年期障害という一過性の現象で疾患ではない」と考える患者が多いが，将来の脳心血管合併症のリスクと治療の必要性を説明したうえで，必要があれば治療を開始する．

10 専門医に紹介するポイント

A 専門医に関する情報と紹介の仕方

1 専門医に関する情報

- 日本高血圧学会は2008年より日本高血圧学会認定高血圧専門医制度を開始し，全国の高血圧専門医名簿を日本高血圧学会のホームページで紹介している（https://www.jpnsh.jp/general_specialties.html）．
- 高血圧専門医が近隣にいない場合，あるいは合併している疾患や，疑っている二次性高血圧などから考えて，腎臓内科，循環器内科，内分泌代謝内科，産科などへの紹介も考慮する．
- 妊娠高血圧症候群については，産科担当医と連携可能な専門医への紹介が必要である．
- 高血圧専門医を希望する人は，受験の案内を日本高血圧学会のホームページで紹介しているので参考にされたい．

2 紹介のタイミング

- 二次性高血圧が疑われる症例，治療抵抗性高血圧，妊娠高血圧症候群，高血圧緊急症・切迫症は高血圧専門医に紹介することが望ましい．これらは重症あるいは重症化しやすく，脳心血管病発症リスクの高い症例なので，早期の診断と速やかな治療が求められる．
- 中でも高血圧緊急症では緊急の処置や手術が必要となるため，高血圧専門医のいる設備の整った基幹病院や大学病院などの施設へ救急搬送する．切迫症も多少の猶予はあるが早期に紹介することが望ましい．
- 緊急を要さない病態では，地域の病院や個人開業の実地医家の高血圧専門医でも相談や紹介に応じられる．腎障害，心不全，脳血管障害や糖尿病を合併した高血圧症例や治療抵抗性高血圧における降圧薬の使い方，食事指導などの治療方針の確認でも専門医の意見は参考になる．
- 血圧変動の大きい症例，起立性低血圧，白衣高血圧や仮面高血圧，さらに降圧薬の副作用が疑われる症例，急速に腎機能が悪化した症例，減塩などの生活習慣の改善ができずに苦慮する症例など，日常診療で疑問を抱いたり判断に迷う場合，身近な専門医の意見やアドバイスが参考になる．

専門医への紹介を強く勧める病態

- 二次性高血圧疑い
- 治療抵抗性高血圧
- 高血圧緊急症・切迫症
- 妊娠高血圧症候群

---

1 高血圧の診断と疫学
2 二次性高血圧のスクリーニング
3 臓器障害の評価
4 治療計画の策定
5 生活習慣の修正
6 降圧薬治療
7 治療抵抗性高血圧
8 合併症を有する高血圧の管理
9 女性の高血圧
10 専門医に紹介するポイント
11 患者指導のポイント

専門医へのコンサルテーション

- アンジオテンシン変換酵素（ACE）阻害薬やアンジオテンシンⅡ受容体拮抗薬（ARB）で腎機能悪化
- 腎障害，心不全，脳卒中合併高血圧
- 降圧薬の副作用疑い
- 血圧変動の大きい症例
- 起立性低血圧を伴う症例
- 白衣高血圧や仮面高血圧の判断・治療の相談
- 24 時間血圧測定の依頼

3　紹介に際して

- 専門医への紹介に当たっては，紹介の目的を患者に十分に説明して，理解を得る．
- 紹介状には，紹介の理由に加えて，家族歴・手術歴を含む既往歴，高血圧の病歴と治療経過，使用薬剤，検査値，高血圧重症度，合併症，薬剤による副作用の有無などを記載する．ただし，定かでない場合も多いので，わかる範囲の情報でよい．
- 患者には必要に応じて，お薬手帳や家庭血圧の記録（血圧手帳など）を持参するよう説明する．
- 高血圧はわが国でいちばん罹患率の多い疾患なので治療に携わる医師も多く，高血圧征圧のためには多くの医師の連携と知識の共有が望ましい．

B　専門医への紹介を強く勧める病態とタイミング

1　二次性高血圧を疑った場合

A　二次性高血圧とは

- 特定の原因による高血圧のことである（19 頁：二次性高血圧総論 参照）．

B　二次性高血圧の鑑別が必要な理由

- 通常の治療では目標血圧を達成することが難しい「治療抵抗性高血圧」を呈することが多い．
- 原因を特定して治療することで，より効果的に血圧を降下させることができる．

1 高血圧の診断と疫学
2 二次性高血圧のスクリーニング
3 臓器障害の評価
4 治療計画の策定
5 生活習慣の修正
6 降圧薬治療
7 治療抵抗性高血圧
8 合併症を有する高血圧の管理
9 女性の高血圧
10 専門医に紹介するポイント
11 患者指導のポイント

二次性高血圧を疑う一般的な所見

1. 若年発症の高血圧
2. 中年以降発症の高血圧
3. 重症高血圧
4. 治療抵抗性高血圧
5. それまで良好だった血圧が管理困難になった場合
6. 急速に発症した高血圧
7. 血圧値に比較して臓器障害が強い場合
8. 血圧変動が大きい場合

以上に加えて，家族歴が明らかでない，若年発症の重症高血圧や 50 歳を過ぎてから発症した若年者の高血圧は二次性を強く疑う．

C 二次性高血圧の原因疾患と示唆する所見，鑑別に必要な検査
- 詳細を表 18 に示す．

D 専門医への紹介を勧める病態とタイミング
- 日常的に遭遇する可能性の高い腎血管性高血圧および原発性アルドステロン症（PA）を例にあげ解説する．特に，PA を含む内分泌性高血圧は適切な診断・治療が必須であることから，疑い例は積極的に専門医（日本高血圧学会，日本内分泌学会）に紹介することが望ましい．

1. 腎血管性高血圧
- 腎血管性高血圧の診断の手がかりとなる病態は以下のとおりである．このような病態をみた際には，積極的に腎血管性高血圧を除外する必要がある．

腎血管性高血圧の診断の手がかりとなる病態

1. 若年発症の高血圧
2. 治療抵抗性高血圧，悪性高血圧
3. RA 系阻害薬開始後の腎機能の増悪
4. 説明のつかない腎機能障害，腎萎縮または腎サイズの左右差（1.5 cm 以上）
5. 説明のつかない突然発症型肺水腫
6. 脳心血管病の合併
7. 腹部の血管雑音
8. 夜間多尿
9. 低カリウム血症

1 高血圧の診断と疫学

2 二次性高血圧のスクリーニング

3 臓器障害の評価

4 治療計画の策定

5 生活習慣の修正

6 降圧薬治療

7 治療抵抗性高血圧

8 合併症を有する高血圧の管理

9 女性の高血圧

10 専門医に紹介するポイント

11 患者指導のポイント

表18　二次性高血圧の原因疾患と示唆する所見，鑑別に必要な検査

原因疾患	示唆する所見	鑑別に必要な検査
腎血管性高血圧	RA系阻害薬投与後の急激な腎機能悪化，腎サイズの左右差，低カリウム血症，腹部血管雑音，夜間多尿	腎動脈超音波，腹部CTA，腹部MRA
腎実質性高血圧	血清クレアチニン上昇，蛋白尿，血尿，腎疾患の既往	血液検査，腹部CT，腹部超音波，腎生検
原発性アルドステロン症（PA）	低カリウム血症，副腎偶発腫瘍，夜間多尿	血漿レニン活性，血漿アルドステロン濃度，負荷試験，副腎CT，副腎静脈採血
睡眠時無呼吸症候群	いびき，肥満，昼間の眠気，早朝・夜間高血圧	睡眠ポリグラフィ
褐色細胞腫	発作性・動揺性高血圧，動悸，頭痛，発汗，高血糖	血液・尿カテコールアミンなど，腹部超音波，腹部CT，腹部MIBGシンチグラフィ
クッシング症候群	中心性肥満，満月様顔貌，皮膚線条，高血糖，低カリウム血症，年齢不相応の骨密度の減少，圧迫骨折	コルチゾール，ACTH，腹部CT，頭部MRI，デキサメタゾン抑制試験
サブクリニカルクッシング症候群	副腎偶発腫瘍，高血糖，低カリウム血症，年齢不相応の骨密度の減少，圧迫骨折	コルチゾール，ACTH，腹部CT，デキサメタゾン抑制試験
薬剤誘発性高血圧	薬剤使用歴，低カリウム血症，動揺性高血圧	薬剤使用歴の確認
大動脈縮窄症	血圧上下肢差，血管雑音	胸腹部CT，胸腹部MRI，胸腹部MRA，血管造影
先端巨大症	四肢先端の肥大，眉弓部膨隆，鼻・口唇肥大，高血糖	IGF-1，成長ホルモン，下垂体MRI
甲状腺機能低下症	徐脈，浮腫，活動性減少，脂質・CK・LDHの高値	甲状腺ホルモン，TSH，自己抗体，甲状腺超音波
甲状腺機能亢進症	頻脈，発汗，体重減少，コレステロール低値	甲状腺ホルモン，TSH，自己抗体，甲状腺超音波
副甲状腺機能亢進症	高カルシウム血症，夜間多尿，口渇感	副甲状腺ホルモン
脳幹部血管圧迫	顔面痙攣，三叉神経痛	頭部MRI
その他	尿路異常，ナットクラッカー症候群，レニン産生腫瘍	

RA：レニン-アンジオテンシン，ACTH：副腎皮質刺激ホルモン，IGF-1：インスリン様成長因子1，CK：クレアチンキナーゼ，LDH：乳酸脱水素酵素，TSH：甲状腺刺激ホルモン．
（日本高血圧学会高血圧治療ガイドライン作成委員会（編）：高血圧治療ガイドライン2019，p179より引用改変）

●若年発症や説明のつかない突然発症型肺水腫や腹部血管雑音を聴取した際には，一度は積極的に画像検査を実施することが望ましい．腎エコーでの左右差（1.5 cm 以上）があれば，専門医へ紹介する．

●また，自施設あるいは近隣の施設へ画像検査を依頼できるなら，腎動脈 MRA あるいは造影 CTA（腎機能障害に注意）を撮影し，放射線科医の意見を参考にして専門医へ紹介する．

2．原発性アルドステロン症（PA）

●PA は有病率が高く，通常の本態性高血圧よりも臓器障害が強いため，早期診断と治療が重要である．

●高血圧患者，特に PA 有病率の高い高血圧群では積極的にスクリーニングを行い，機能確認検査，局在診断により副腎摘出術またはミネラルコルチコイド受容体（MR）拮抗薬による薬物治療を行う．スクリーニング検査が推奨される PA 有病率の高い高血圧群は以下のとおりである．

原発性アルドステロン症（PA）有病率の高い高血圧群

1．低カリウム血症（利尿薬誘発性も含む）合併高血圧

2．若年者の高血圧

3．Ⅱ度以上の高血圧

4．治療抵抗性高血圧

5．副腎偶発腫瘍を伴う高血圧

6．若年の脳血管障害合併例

7．睡眠時無呼吸を伴う高血圧

以上の病態を呈する症例では，まずは積極的に採血でスクリーニングすることが望ましい．

●採血条件：早朝から午前中に血漿レニン活性（PRA）または活性型レニン濃度（ARC）と血漿アルドステロン濃度（PAC）を同時測定する．**図20** の「スクリーニング」にある条件を満たせば，陽性所見と判断し，専門医へ紹介する．ただし，PA が通常の高血圧よりも合併症が多いことを説明したうえで，種々の理由により専門医での精査を希望しない場合は，MR 拮抗薬などで対応することもある．

●PA 診療の手順（**図20**）では，陽性所見のため紹介された専門医では，機能確認検査の後，陽性の場合は副腎 CT を実施するとなっている．開業医で負荷試験のような確認検査を実施することは現実的ではないため，陽性所見なら専門医へ積極的に紹介する．

●PA の副腎腫瘍は，腫瘍径が 5 mm 以下で CT 陰性の症例が半数以上であるといわれており，CT で腫瘍が確認できなくても PA を否定できない．

1 高血圧の診断と疫学

2 二次性高血圧のスクリーニング

3 臓器障害の評価

4 治療計画の策定

5 生活習慣の修正

6 降圧薬治療

7 治療抵抗性高血圧

8 合併症を有する高血圧の管理

9 女性の高血圧

10 専門医に紹介するポイント

11 患者指導のポイント

図20　PA 診療の手順

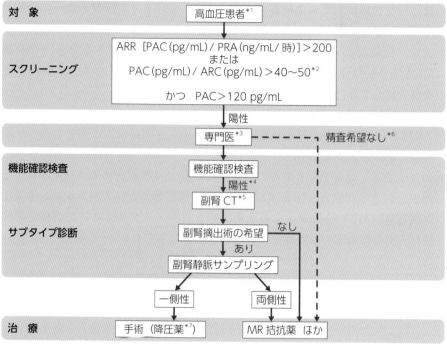

$*^1$ 特に PA 有病率の高い高血圧群を対象とする.

$*^2$ ARR がカットオフ境界域の時は，降圧薬を Ca 拮抗薬，α遮断薬などに変更し 2 週間後に再検する.

$*^3$ 日本高血圧学会，日本内分泌学会専門医に紹介.

$*^4$ カプトプリル試験，フロセミド立位試験，生理食塩水負荷試験，経口食塩負荷試験のうち少なくとも 1 種類の陽性を確認.

$*^5$ 悪性腫瘍が疑われる大きな腫瘍を認める場合は手術を検討する．造影剤が使用可能な症例では，thin slice CT にて副腎腫瘍の存在と両側副腎静脈の描出が有用である.

$*^6$ スクリーニング陽性で，精査希望がない時は，MR 拮抗薬投与を検討する.

$*^7$ 副腎摘出術後も高血圧が持続する時は降圧薬を投与する.

ARR：アルドステロン / レニン比.

（日本高血圧学会高血圧治療ガイドライン作成委員会（編）：高血圧治療ガイドライン 2019，p188 より引用）

- 以上より，ARR などの陽性所見があれば，その結果と疑う理由を添えて「二次性高血圧疑い」として専門医に紹介することが望ましい.
- 紹介の際は，専門医での副腎静脈サンプリングに影響するような RA 系阻害薬や MR 拮抗薬などではなく Ca 拮抗薬を処方して専門医に紹介した方が，より早期の診断につながる.
- ただし，すでにこれらの薬が処方されており，中止により疾患の悪化が懸念される場合は，無理せず現状の投薬内容で専門医に紹介しても問題ない.

3．その他

- 代表的な 2 疾患を取り上げたが，甲状腺疾患や薬剤誘発性疾患も比較的頻度が高く，留意すべき病態である.
- さらに，睡眠時無呼吸症候群（SAS）は，二次性高血圧の中でも頻度の高い疾患であり，肥満以外にも小顎の痩せ型にも SAS が潜在し，夜間～早朝高血

圧を呈することがあるので注意を要する（26頁：睡眠時無呼吸症候群 参照）.

2 治療抵抗性高血圧

Ⓐ 定 義

- **治療抵抗性高血圧**：「利尿薬を含むクラスの異なる3剤の降圧薬を用いても目標血圧が達成できないもの」と定義される（JSH2019）. 3剤とは通常, 長時間作用型Ca拮抗薬, ARBまたはACE阻害薬と利尿薬をさす.
- **コントロール不良高血圧**：治療抵抗性高血圧を上記のように定義すると, その中にアドヒアランスの不良, 白衣高血圧, 降圧薬の使用法が不適切などの要因で降圧を達成できていない, 厳密な意味で「治療抵抗性」と言えないものが少なからず含まれることになる（**表19**）. このような見かけの治療抵抗性高血圧を含め, 血圧コントロールが不良な高血圧をコントロール不良高血圧と表現する.

Ⓑ 治療抵抗性高血圧のうち専門医への紹介を強く勧める症例・タイミング

- **表19**で示した「真の治療抵抗性高血圧」であれば専門医への紹介が望ましい.
- 以下の場合は専門医への紹介を特に強く勧める.
  1) 高度の臓器障害の存在を疑わせる自覚症状・身体所見のある症例
     ・高度の臓器障害とは脳血管障害・虚血性心疾患・心不全・大血管疾患の

表19　血圧コントロール不良の要因

		要　因
コントロール不良高血圧	見かけの治療抵抗性高血圧	血圧測定上の問題 ・小さすぎるカフ ・偽性高血圧
		白衣高血圧・白衣現象
		アドヒアランス不良
		降圧薬の組み合わせ・用量が不適切 降圧薬の薬効持続が不十分
	真の治療抵抗性高血圧	生活習慣 ・食塩摂取 ・肥満 ・過度の飲酒
		睡眠時無呼吸症候群
		体液量過剰 ・利尿薬の使用法 ・腎障害の進行
		血圧を上昇させる薬物・食品
		二次性高血圧・慢性腎臓病による高血圧

1 高血圧の診断と疫学
2 二次性高血圧のスクリーニング
3 臓器障害の評価
4 治療計画の策定
5 生活習慣の修正
6 降圧薬治療
7 治療抵抗性高血圧
8 合併症を有する高血圧の管理
9 女性の高血圧
10 専門医に紹介するポイント
11 患者指導のポイント

合併または既往，進行した慢性腎臓病（CKD）をさす．特に新たな症状出現時には迅速な紹介を要する．

・軽微な脳血管障害の徴候や労作時胸痛・呼吸困難（労作時の症状は問診しないと聞き落とす）．

・心雑音，血管雑音などに注意．

2）4剤目の降圧薬で目標血圧が達成できない症例

3 高血圧緊急症および切迫症

A 定義

● **高血圧緊急症**：高度の血圧上昇（多くは 180/120 mmHg 以上*）によって脳，心，腎，大血管などの標的臓器に急性で進行性の障害をきたす状態（**表 20**）．

● **高血圧切迫症**：高度の血圧上昇（多くは 180/120 mmHg 以上）が持続するが，急性の臓器障害がない，または進行の可能性が低い状態．

● **一過性血圧上昇**：上記と同様に血圧の著明な上昇を認めるが一過性であり，進行性あるいは慢性の臓器障害がないもの．典型的な原因を**表 21** に示す．

> *高血圧性脳症，子癇，大動脈解離などでは血圧が 160/100 mmHg 程度でも緊急治療の適応になりうる．

表 20　高血圧緊急症

病態	症候	検査所見
加速型‐悪性高血圧	拡張期血圧 120 mmHg 以上 網膜出血 うっ血乳頭	急速な腎障害 蛋白尿
高血圧性脳症	悪化する頭痛，悪心・嘔吐，視力障害，意識障害，痙攣	MRI で可逆性後部白質脳症
脳出血，脳梗塞，頭部外傷，急性心不全，急性冠症候群，解離性大動脈瘤，急性進行性の腎不全（腎移植後を含む）に伴う高血圧	それぞれの疾患の症候	それぞれの疾患の検査所見
子癇	全身痙攣	妊娠
収縮期血圧≧ 180 mmHg あるいは拡張期血圧≧ 120 mmHg の妊婦*		妊娠反応陽性
褐色細胞腫クリーゼ カテコールアミンの過剰（薬剤性など）	頭痛，動悸，発汗過多，顔面・上下肢の蒼白	血中・尿中メタネフリン，ノルメタネフリン高値

*妊娠中の場合は収縮期血圧≧ 180 mmHg あるいは拡張期血圧≧ 120 mmHg の高血圧を認めた場合，全身痙攣（子癇）の有無にかかわらず高血圧緊急症として緊急治療が必要である．

表21　高度の一過性血圧上昇の原因

圧受容体反射機構の障害	偽性褐色細胞腫
不安に伴う過換気	褐色細胞腫
パニック発作（パニック障害）	

（日本高血圧学会高血圧治療ガイドライン作成委員会（編）：
高血圧治療ガイドライン 2019，p173 より引用）

図21　高度の血圧上昇を呈する患者の診察手順

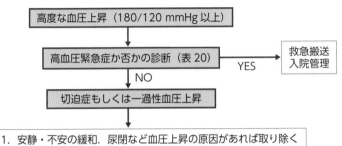

*切迫症の場合，緊急降圧による予後改善のエビデンスはない．

Ⓑ 診察手順

- 高度の血圧上昇（多くは 180/120 mmHg 以上）を呈する患者の診察手順を**図21** に示す．

Ⓒ 専門医への紹介を強く勧める病態・症候とタイミング

- 高血圧緊急症が疑われる場合，臓器別専門医や高血圧専門医のいる施設に救急搬送する．
- 切迫症および一過性血圧上昇でも高血圧の病歴が長く慢性の臓器障害を有する症例，血圧の変動が激しい症例，褐色細胞腫が疑われる症例は専門医へ紹介する．
- 一過性血圧上昇で，精神的な問題のある場合はメンタルヘルスケア専門医との連携・紹介も考慮する．
- 切迫症では診断後 24 時間から 48 時間で 160/100 mmHg 程度までゆっくり降圧するのが目安であるので，専門医への紹介は緊急症よりは時間的余裕がある．

1 高血圧の診断と疫学
2 二次性高血圧のスクリーニング
3 臓器障害の評価
4 治療計画の策定
5 生活習慣の修正
6 降圧薬治療
7 治療抵抗性高血圧
8 合併症を有する高血圧の管理
9 女性の高血圧
10 専門医に紹介するポイント
11 患者指導のポイント

4 妊娠高血圧症候群

Ⓐ 定 義

● 9 章「妊娠高血圧症候群（HDP）分類と治療」（77 頁）を参照.

Ⓑ 専門医への紹介を強く勧める病態とタイミング

1．重症域（160/110 mmHg 以上）の高血圧を認める妊娠女性

● 妊娠のいかなる時期でも専門医へ紹介する.

● 重症域の高血圧は母体の脳血管障害や胎盤早期剥離などの産科的緊急症のリスクが高いため，速やかに周産期施設を伴う専門医へ紹介する.

2．頭痛や閃輝暗点・心窩部痛などの症状や検査所見異常・胎動減少などを認める妊娠女性

● 頭痛や閃輝暗点，心窩部痛，尿蛋白陽性，肝酵素上昇，血小板減少，胎動減少など，妊娠高血圧症候群に関連して起こる症状を認めた場合は，血圧は重症域でなくとも速やかに周産期施設を伴う専門医へ紹介する.

3．妊娠前または妊娠初期に高血圧を認める場合（高血圧合併妊娠）

● 高血圧合併妊娠は加重型妊娠高血圧腎症や早産，低出生体重児などのリスクが高い.

● 妊娠初期からの厳重な血圧管理が重要であり，専門医への紹介が望ましい.

4．産褥期（産後 12 週頃まで）に重症域の高血圧を認める女性

● 妊娠高血圧症候群に関連する緊急症は産後にも起こる.

● 産褥期の女性で重症域の高血圧を認める場合は，専門医への紹介が望ましい.

COLUMN

産褥期の高血圧

　産褥期は，出産によるホルモンバランス・水分バランスの変化や，頻回の授乳・育児による睡眠不足から血圧上昇のリスクが高い．産後のみ血圧上昇する女性も少なくない．また，妊娠中ではなく産後に hemolysis, elevated liver enzymes and low platelets counts（HELLP）症候群などを発症する女性もいるため，注意深い観察が必要である.

C 専門医への相談を勧めるケース

1 臓器障害の悪化時

● 高血圧専門医や腎臓専門医への相談が最も想定されるケースは，腎機能悪化の ACE 阻害薬や ARB の投与に関するものである．糸球体の輸出細動脈を広

げる作用を有するこれら薬剤は，蛋白尿を呈する高血圧患者の降圧薬治療の根本となるが，推算糸球体濾過量（eGFR）の低下が長期に持続したり，腎機能低下が顕在化した場合には，投与量の調整や休薬を考慮する場合もある．特に高齢者の腎機能低下例では個別対応が求められることも多いことから，専門医への早めの相談で腎不全や透析に至るリスクを減らす必要がある．

- 同様に，高齢者で心不全合併例における降圧薬の選択と投与量の調節で難渋するようなケースも専門医への相談が勧められる．多剤を併用し多くの合併症を有する高齢者では，患者の背景により個別の対応が求められる場合がほとんどで，エビデンスにも乏しいことから，ガイドラインどおりの診療が難しく，高血圧専門医のアドバイスが有効と考えられる．

2 │ 降圧薬の副作用

- 本書の巻末にも降圧薬リストを掲載しているが，まずは表22に示すような副作用が降圧薬服用患者に出現していないかを確認し，因果関係が疑われる降圧薬を服用している場合は，中止や減量をただちに考慮する．
- 降圧薬単独の副作用だけでなく，減量や飲酒の影響，漢方薬や健康食品などが背景に潜む場合もあるので，被疑薬を特定し，患者の生活背景を詳細に把

表22　降圧薬の副作用リスト

降圧薬の種類	副作用
Ca 拮抗薬	動悸，ほてり，頻脈
	局所性浮腫（主として足首，足背，下腿）
	歯肉増殖
	便秘
（非ジヒドロピリジン系）	伝導障害，心不全悪化
サイアザイド系利尿薬	尿酸の上昇
	低カリウム血症
	低ナトリウム血症
	低マグネシウム血症
	血清クレアチニン上昇，eGFR 低下
	光線過敏症
	糖代謝異常，脂質代謝異常
ACE 阻害薬	空咳
	血管浮腫（頻度は低いが ARB でも）
ACE 阻害薬，ARB	腎機能低下
ACE 阻害薬，ARB，MR 拮抗薬	高カリウム血症
スピロノラクトン	女性化乳房（メチルドパでも報告あり）

1 高血圧の診断と疫学
2 二次性高血圧のスクリーニング
3 臓器障害の評価
4 治療計画の策定
5 生活習慣の修正
6 降圧薬治療
7 治療抵抗性高血圧
8 合併症を有する高血圧の管理
9 女性の高血圧
10 専門医に紹介するポイント
11 患者指導のポイント

握したうえで，次の一手を高血圧専門医に相談することが勧められる．

● 意外に気づかれていない副作用として，サイアザイド系利尿薬による光線過敏症があり，同薬剤を含む配合剤の普及に伴い頻度が増加している．患者が皮膚科を受診しても，内科で当該薬剤が投与されていたことに気づかず難治例として扱われている例も散見される．

● 歯科で歯肉増殖を指摘され，Ca 拮抗薬の副作用に気づくことも少なくない．最大用量まで投与した際に出現頻度が増加することから，減量することで症状が改善することも多く，降圧の程度を確認しながら調整することが望ましい．

● スピロノラクトンを男性に投与した際に認められる女性化乳房は，一度出現すると「しこり」がなかなか消失しないため注意を要する．投与量の匙加減や代替薬（エプレレノンやエサキセレノンなどの MR 拮抗薬）の使い方なども，専門医へ相談すると良い例である．

3 血圧変動

● 家庭血圧測定の普及に伴い，日内変動や日間変動，季節による血圧の変動などに注目が集まっている．

● 特に早朝の家庭血圧が高く眠前が低い場合に，降圧薬で悩み専門医に相談するケースが多く見受けられる．一般的には，朝 1 回服用の場合であればできるだけ作用時間の長いものに切り替えるか，眠前に作用時間の短い降圧薬投与に変更することで対応可能である．

● 具体的な降圧薬の選択などについては，各降圧薬の特性を熟知した専門医の助言が必要である．最近話題になることが多い日間変動や受診間変動に関する相談も増加している．

● JSH2019 では Ca 拮抗薬が受診間変動の抑制に有効とする記載があるが，それ以外についてはさまざまな結果が列挙されており，個々の症例に応じた適切な降圧薬の選択には専門医への相談が有効と考えられる．

● 季節による血圧変動に対しては，服薬量の調整や降圧薬の切り替えでほとんど対応できるが，アドヒアランスを維持しながら調整をするための具体案の提示を専門医に求めることも少なくない．

● 特に気温の変化が大きい初夏や晩秋など衣替えの季節に降圧薬の変更を行うことで，1 年を通して適切な降圧レベルを達成することができる．

● 最も重要なことは，血圧変動性の改善よりも，適切な降圧レベルの評価，管理であることを患者，主治医ともに認識することであり，収縮期と拡張期血圧の乖離が大きく，降圧目標の判断に悩むケースなどでは，専門医への相談が勧められる．

1 高血圧の診断と疫学

2 二次性高血圧のスクリーニング

3 臓器障害の評価

4 治療計画の策定

5 生活習慣の修正

6 降圧薬治療

7 治療抵抗性高血圧

8 合併症を有する高血圧症の管理

9 女性の高血圧

10 専門医に紹介するポイント

11 患者指導のポイント

実地高血圧医療学を支える患者指導のポイント

1. 実地臨床においては，あらゆる手段を使って患者が継続可能な治療法を作り上げることこそが大切である．

2. 患者の多様性を認識し，個性に配慮した治療を実施するためには，患者の臨床的背景や価値観など社会的制約も十分に理解しなければならない．

　患者に「聞く耳を持ってもらい」「見る目を持ってもらう」には，どうすればよいのか．患者が疑問・不満を医師に直接向けることは少ない．「質問がない」ことは，「聞きたいことがない」ということではない．十分に理解してもらうにはどうしたら良いのか．患者に図表を見せても，それに添える「医療者の言葉」がなければ理解は得にくい．

　本項では，「医師の言葉」に重点を置いて高血圧診療に携わる実地医家の先生方に具体的な例をあげていただいた．医療者と患者の関係はそれぞれの背景や場面によってさまざまであり，実診療で使えるように患者に直接話す言葉づかいをそのまま表現しているので，参考にしていただきたい．

A　医師－患者関係の構築

1　医師－患者関係の構築のために

　目の前の医師をはじめとして，看護師や薬剤師が協力者であるということを患者にわかってもらうことが第一歩である．JSH2019では，「医療スタッフが患者とパートナーシップを築きコンコーダンス医療を続ける方法」を一覧表で掲載している（表23）．8項目のうち6項目は，下線で示すように相互のコミュニケーションにかかわるものである．エビデンスを含めた新しい考え方も，わかりやすく，そして易しい言葉で伝える必要がある．理論だけでなく，それぞれの患者が実践可能な治療になるように，それぞれの医療者の創意工夫が求められる．

2　受診を阻害する要因を把握

　患者の受診を阻害する要因として，①身体的健康に対する自信（病気とは無縁であるという思い），②病気への懸念と病気が発見されることへの不安感（病気が判明しなければやり通せるという思い），③受診を後押しする家族の欠如，④本人の仕事中心の時間管理，⑤保健活動の実施が困難な職場環境（職場の予防衛生意識の低さ），⑥医療機関を嫌う気持ち，などがあげられる．要因は患者ごとに異なっており，医療者側のさまざまな工夫が求められる．

　一方で，もし患者自身がこれらの阻害要因を乗り越えて積極的に治療に取り

1 高血圧の診断と疫学

2 二次性高血圧のスクリーニング

3 臓器障害の評価

4 治療計画の策定

5 生活習慣の修正

6 降圧薬治療

7 治療抵抗性高血圧

8 合併症を有する高血圧の管理

9 女性の高血圧

10 専門医に紹介するポイント

11 患者指導のポイント

表 23　医療スタッフが患者とパートナーシップを築きコンコーダンス医療を続ける方法

- ・高血圧によるリスクと治療の有益性について**話し合う**
- ・高血圧治療の情報を口頭，紙媒体，視聴覚資材でわかりやすく**提供する**
- ・**患者の合意，自主的な選択を尊重し**，患者の生活に合った治療方針を決める
- ・処方を単純化し，服薬回数，服薬錠数を減らす（合剤の使用，1 包化調剤など）
- ・家庭血圧の自己測定・記録を推奨し，その評価を**フィードバックする**
- ・医療スタッフ（医師，看護師，薬剤師，管理栄養士），患者，家族を含めた治療支援体制を作る
- ・治療の費用や中断した場合に負担となるコストについて**話し合う**
- ・服薬忘れの原因・理由について**話し合い**，特に副作用や心配・気がかりな問題に注意して，必要であれば薬剤の変更を考慮する

（日本高血圧学会高血圧治療ガイドライン作成委員会（編）：高血圧治療ガイドライン 2019，p55，表 3-4 より引用改変）

組むことができれば，家族への啓発を促し，家族体制を通しての医療体系の構築が可能となる．そうなれば有効かつ継続可能な治療法が確立できるはずである．

3　協働共有意思決定（shared decision making）

　告知に基づく同意（informed consent）と協働共有意思決定（shared decision making）とを，区別して整理しなければならない．

　告知に基づく同意は，「医療者が示す選択肢」への着地が期待されるものであり，その選択肢がエビデンスで支持されているかは問われない．また，医療者の誘導の影響が大きい．一方，協働共有意思決定は，患者も医療者もどこに着地するかはわからないし，目ざす目標が過程の中で共有されていくものである．「エビデンスの確実性」が高くない場合に大切となる．

　医療における協働的な意思決定は，values（価値観・文化），evidence（エビデンス・情報），resources（資源〈人・物・金・時間など〉）の 3 つの輪の融合体であり，医療者の行為と患者の行為との協働で目標を設定することである．

　協働共有意思決定を進めるためには，患者はもとより，家族にパートナーとして参加してもらうことが必要である．それにより，医療者は医療情報を患者や家族と共有することができ，意思決定のプロセスが前進する．しかし，医師が「した」はずの説明を，患者は「されていない」と感じることも多い．また，患者によって情報のニーズ，理解の程度が異なることはよくある．その中で，患者が疑問・不満を医師に直接向けることは少なく，「質問がない」ことを「聞きたいことがない」ことと思い込んではいけない．わからないことがないか易しい言葉で確認し，質問や意見を促すことが重要である．

　情報と意思決定の共有の過程で，何が問題になっているのかを探り，目標（何を目ざすのか）と目標に到達するための方法を考えなければならない．

　患者が治療への参加を決心した際には，それまで実施した診療の結果の解釈・評価を両者が確認し，共有することがプロセスの前進につながる．

1 高血圧の診断と疫学

2 二次性高血圧のスクリーニング

3 臓器障害の評価

4 治療計画の策定

5 生活習慣の修正

6 降圧薬治療

7 治療抵抗性高血圧

8 合併症を有する高血圧の管理

9 女性の高血圧

10 専門医に紹介するポイント

11 患者指導のポイント

4 患者が理解できる言葉を選択する

　治療に対する患者の理解が進まない理由の一つに，専門用語の使用がある．医師は自分が使っている言葉が，患者が理解できない専門用語だと気がつかない場合がよくある．

【例】

● **エビデンス**⇒『薬や治療方法，検査方法など，治療や診断を進めていくうえで，それが良いと判断できる証拠のことです．』

● **予後**⇒『今後の病状についての医学的な見通しのことです．病気の進行具合，治療の効果，生存できる確率など，すべてを含めた見通しです．これから病気が良くなる可能性が高いか，悪くなる可能性が高いかの見通しをさす場合もあります．』

● **合併症**⇒『ある病気が原因となって起こる別の病気です．』

● **動脈硬化**⇒『動脈の血管が弾力性を失って硬くなった状態です．血管の内側に悪玉コレステロールなどがこびりついて，血管が狭くなり，厚く硬くなった状態です．』

B 指導・説明のポイント

　実地医家の先生方に例示いただいた具体的な患者説明を，それぞれの状況で何を目的にしているのかの解説と合わせて示す．

1 疾患に関する説明

Ⓐ 高血圧という病気を理解してもらうためには

　高血圧という病気をどう伝えて理解してもらうのかを初めに考えるべきである．患者は，血圧が高いという事実しか認識していない．

　日本の高血圧患者数が4,000万人を超しており，生活習慣病の中でも最も頻度の高い疾患であることを説明すると同時に，血圧に関する知識をどの程度持っているかを聞き，優しく問いかけて，共通の基盤を作り上げることが重要である．

　次に，日本における高血圧に起因する死亡者数が年間約10万人超と推定され，血圧が高いほど，脳卒中，心筋梗塞，心疾患，慢性腎臓病などの罹患率および死亡率が高いことを説明し，高血圧のもたらす合併症について理解してもらう．

『高血圧は，日本で最も頻度の高い疾患です．しかし，血圧が高いことはあくまでも見かけのサインにすぎません．安静にすることで改善する場合もあります．激しい運動中や排便時，ストレスなどで血圧は高くなり，入浴後や睡眠中，飲酒後は低くなります．このように日常での一時的な血圧上昇だけで高血圧とは言えないことを理解してください．』

『では，高血圧というのはどういうことでしょうか．本来，血圧が低い夜間や安静時でも血圧が高い状態が続くことが問題なのです．血圧が高い状態が続くと，血管や心臓が耐え切れなくなり，脳卒中や心筋梗塞などを引き起こす危険性が高くなります．今の○○さんの血管はどうなっているのでしょうか．高血圧によって，血管や心臓，そして脳などが障害されて，悲鳴を上げている状況なのです．ですから，血圧が高いとなぜ悪いのかを，しっかりと理解してください．高血圧を治療することの最大の目的は，これからも今までどおりの生活ができるようにすることです．』

　では，高血圧の自覚がない患者にどのように説明したら良いのだろうか．患者が血圧を体験する方法がある．マンシェットを巻いて加圧し，その圧力を実体験してもらうことである．

『今の血圧が160ですよ．こんな強い圧力が血管にかかっているんですね．腕に巻いたマンシェットもパンパンですよね．これでは血管はつらいですよね……．では今度は120．このぐらいにしたら，どうですか？　これだと血管も楽ですよね！』

　また，高血圧治療の目的を説明する際には，どう説明したら良いだろうか．

『高血圧は，単に血圧が高いだけだと思わないでください．今の状態だと適切な手当てが必要です．治療の最大の目的は，脳卒中や心筋梗塞など血管の病気にならないようにすることです．将来的には認知症も考えなければなりません．でも，治療にはいろいろな手段があります．これから○○さんに合った方法を見つけていきましょう．』

『○○さん，高血圧という病気から逃げることはできないのです．闘わなければなりません．一緒に闘っていきましょう．』

　血圧は，交感神経，レニン-アンジオテンシン（RA）系などのホルモン，食塩，ストレスなど，多くの要因で変動することを説明する．加えて，測定方法や種々の状況で，高血圧の診断や治療の目的となる血圧値が異なることも説明

することが重要である.

　高血圧が続いていても症状がないことが多いので，血圧が高くても，また家庭血圧の測定を勧められても測定しない人がいる．そのような患者には，普段の血圧が高いことを自覚してもらうだけでなく，上腕-足首間脈波伝播速度（baPWV）を測定して血管が硬くなっていることを示すことを提案する．血圧が高いことは気にならない患者も，血管が硬くなっている事実は気になるものである．

『血圧が高いまま放置しておくと全身の血管が硬くなり，脳や心臓や腎臓などの障害が出てきます．全身の血管を軟らかくしましょう．そのための治療を始めましょう．』

Ⓑ 毎日の家庭での血圧測定

　患者には，血圧に興味をもってもらい，日常生活のあらゆる時間帯で測定した血圧値も，その一つ一つが意味のあるものだと理解してもらうことが大切である．一つ一つの測定値に一喜一憂せず，偽りなく血圧値を記録するという基本を説明する．

　実際，患者は血圧測定に少なからずストレスを感じている．急な血圧の上昇にびっくりして，何度も測定してしまうケースもある．その場合には，「血圧は何回測ってもいいのですよ」と言っても構わない．血圧が上昇した場合には，食生活の変化など，何らかの理由がある．重要なことは，継続して血圧を測定してもらうことである．

『血圧が急に上がってびっくりしたのですね．だから，何度も何度も測ってしまったのですね．血圧は何回測ってもいいのですよ．でも，血圧が高くても，きちんと書いてきてくださいね．高くなった理由があるはずなので，私に考えさせてください．』

『○○さん，血圧値を記入してくれてありがとう．よく頑張りましたね．』（患者さんが初めて血圧手帳を記入して来院した際）

『○○さん，この調子で記入を続けてくださいね．記入していただくことが，○○さんの治療にすごく役に立つのですよ．』（血圧手帳に継続して記入してもらうため）

『○○さん，次の来院時でも構いませんので，血圧値が上がったり下がったりした日にどんなことがあったのかをメモしてくださいね．』（上下した血圧値の当日や前日に何があったのかを記入してもらうため）

　血圧が日によって変動することはよくあることだということを，医師自身も，今一度認識しなければならない．患者には，血圧値が一定になることはないことをわかってもらう必要がある．血圧値が上下した当日や前日にどのようなことがあったのかを，メモ書きでもよいから血圧手帳に記入してもらい，確認することが大切である．例えば，「飲み会があった」「よく眠れなかった」など，些細なことでも記入するように指導する．このことが，患者の日常生活での食塩摂取やライフスタイルの改善につながる．

『高血圧治療で大切なのは，普段の日常の血圧をみることです．毎日の家庭での血圧測定は，いろいろな合併症から逃れる近道になるのですよ．』

　自身が納得するまで何回も家庭血圧を測り続ける患者もよく見かける．そのような患者には，ホルター心電図（ECG）や自由行動下血圧測定（ABPM）と同じように，その時の状況や気持ちをその都度書いてもらうと良い．血圧は状況や心理状態によって変化することを説明して，不安な気持ちと血圧上昇の関係を知ってもらうことが大切である．

『不安な時，測れば測るほど血圧が上がりますね．まず，血圧測定に慣れましょう．』

　大切なのは患者の気持ちを察することである．

『家庭血圧を測ることは，高血圧という相手を自らの目で見る第一歩ですよ．』

という言葉を添えて……．

C 家庭血圧測定の方法

①「静かで適当な室温の環境」というのはなかなか難しい条件である．特に冬季の早朝は，起床前より暖房器具のタイマーを使用して部屋を暖めた状態で測定するよう指導するのも良い．しかし，測定者が日常的に室温の低い部屋で起床し，しばらくその環境下で過ごしているならば，その状態で測定し，備考欄に「寒かった」と記入してもらえば良い．患者の本当の日常がわかるのが家庭血圧測定である．

『○○さん，寒いと血圧も上がるのですね．この頃の朝は寒いから，部屋も寒いのですね．部屋に温度計があったら，どのくらいの室温だったのか書いてきてくださいね．』

②「原則として背もたれ付きの椅子に，脚を組まずに座って1〜2分の安静後」は，あくまで原則である．起床時，布団の中で臥位のまま測定することは避けるべきである．臥位は座位に比べ収縮期血圧が高く，拡張期血圧が低く示

される．また，正座や胡坐での体位も拡張期血圧が高くなるが，椅子がない状況や日常生活習慣がそうであれば，手帳にその記載をしてもらう．

③「会話を交わさない環境」は大切で，会話が血圧を上昇させる要因であることを理解してもらう．

④「測定前に喫煙，飲酒，カフェインの摂取は行わない」ことも重要である．喫煙・カフェインは血圧を上昇させ，飲酒直後には血圧は下降する．起床後速やかにカフェインを摂取したり喫煙する人は，できるだけその前に測定するように指導しなければならないが，測定前に行ってしまった場合は，喫煙・カフェイン，飲酒のマークを血圧手帳に併記してもらうことで，生活習慣の指導につながる．また，就寝前の測定が，飲酒後や入浴後であっても指導上有益な情報となる．すべての生活習慣を手帳に記入してもらい，交換日記のように使用していくことの面白さを患者に知ってもらうことも大切である．

> 『普段の血圧をみることが大事なのです．怒った時や悲しい時も血圧値は変わるから．このくらいの上がり下がり，心配しないで．』

> 『お風呂に入ってすぐに測ったら温泉マークでも付けておいてください．お酒を飲んだらお酒マーク，食事をしたら食事マークでもいいですよ．寝る前の血圧を知ることも大切なのです．』

Ⓓ 家庭血圧測定の条件

①必須条件

「朝，起床後1時間以内」という条件については，起床後に排尿したい場合は，その後に測定すれば良い．測定者の利便性を考慮したいものである．忍容性のある起床後の条件下で，より長期間血圧測定をしてもらうことに配慮すべきである．

「朝食前」の条件は，食後性血圧低下の時間帯を避けるという点で大切であるが，高齢者などでは生活の中での食後血圧低下の危険性を察知するために食後の血圧測定も勧められる．

「朝服薬前」の血圧測定は，薬効の持続性を評価するうえで大切な条件である．1日1回型降圧薬の服用直前の測定値は，その薬物の24時間の効果の持続を知ることとなる．

「就寝前」は，食事，飲酒，テレビやスマホなどの視聴覚，入浴，性行為などの肉体的・精神的ストレスが反映され，大きく血圧に影響を与えることから，大きな変化があった際には測定時の状況を手帳に記載しておくことを指導する．

②測定回数

"いい数字　出るまで測る　血圧計"の川柳を思い浮かべれば，類推できる．原則は，「1機会2回測定し，その平均値をその日・その時間の血圧値とする」としている．黙っていても，1機会に必ず2回以上測定する人もいる．1回測定

1 高血圧の診断と疫学
2 二次性高血圧のスクリーニング
3 臓器障害の評価
4 治療計画の策定
5 生活習慣の修正
6 降圧薬治療
7 治療抵抗性高血圧
8 合併症を有する高血圧の管理
9 女性の高血圧
10 専門医に紹介するポイント
11 患者指導のポイント

するのが精一杯の場合でもその血圧値は有益である．大切なことは，長期間測定し続けることである．365日測定してくれる患者は結構存在する．そのような患者からは，「測定するようになって，毎日の状態がわかってきました」「健康の重要性がわかってきました」「いろいろなことに注意するようになってきました」とさまざまな声が聞こえてくる．

『○○さん，血圧値を記入してもらって助かります．この調子で1日1回でもいいから，ずーっと続けてくださいね．毎日の変化がわかるのって治療にすごく役立つのですよ．』

🄴 降圧目標の伝え方

降圧目標の伝え方は大切である．医師がつい使ってしまう言葉に「厳格」という言葉がある．「厳格」と言うから，患者は逃げる．患者への伝え方のコツは何だろうか．

『○○さん，いろいろな研究結果が出てきて，より適切な，より的確な降圧目標がわかったのです．この値を守ると，今までと同じような生活が続けられますよ．』

降圧目標にあと一息，到達できず，「先生のおっしゃることはわかるのですが，そんなに具合悪くないんですよ……」と話す患者に対して，「降圧目標が厳格になりましたから，もう少し下げなければいけません」と一方的に説明することは正しいことだろうか．「厳格」という言葉は，患者に向かって使う言葉ではなく，降圧に対する薬物・運動・食事療法を適切に指導できていない医療者自身に向かって使われる言葉なのではないだろうか．降圧目標に達していないのは「治療抵抗性高血圧」というわけではなく，「治療不十分高血圧」という状況を作り上げてしまった医療者だ，と自らが猛省しなければならないのかもしれない．

高血圧の始まりは，合併症が始まったところではなく，血圧が上がり始めたところだということが，患者にとって理解しにくいところである．往々にして医療者は，患者の感情を十分理解しないまま，科学的な根拠に基づく医学的必然性のみで，患者の生活に踏み込んでいる．そんな時に「先生はいろいろ言うけれど，私，具合悪くないし……」と主張されることで，患者と医療者のギャップが生じる．

「塩分控えてとか，運動してとか，仕事を一所懸命やっていて，できるはずないじゃないですか，先生．今，大した症状ないのですよ．どうしてそんなに脅かすのですか……」という患者の心の言葉に耳を傾ける必要もあるのではないだろうか．

「将来苦しいことばかりになってしまいますよ」などという，陳腐な脅し文句は避けたいと思っているが，現実はなかなか医療者の思いどおりにはならない．

悩ましい問題である.

ⓕ 二次性高血圧という病気をどのように伝えるか，検査を進めていくうえで なぜ医師は面倒だと思うのか，嫌がるのか

> 『原因がはっきりしている高血圧を二次性高血圧といい，原因がわからない場合を本態性高血圧といいます．二次性高血圧は比較的若い人に多く，高血圧患者の10％以上いると考えられています．その中には，治療法が全く違うものがありますので，さまざまな検査が必要なのです．』

> 『少し難しい言葉が続きますが，覚えておいてください．主な二次性高血圧として，原発性アルドステロン症，褐色細胞腫，腎血管性高血圧，睡眠時無呼吸症候群，薬剤誘発性高血圧などがあります．二次性高血圧は，その原因となる疾患に対する治療を行うことで，高血圧の改善や高血圧に伴う合併症を予防できる可能性があります．高血圧は長期間，薬を飲み続ける必要がある生活習慣病なので，その初期段階で二次性高血圧を発見し適切に治療することはとても重要なのです．』

医師自身も検査を行うことを嫌がらずに積極的に勧めることが重要である.

> 『二次性高血圧の診断や治療方針を決めるために，いろんな検査が必要で，最低でも1週間の期間が必要であることを理解してください．』

上記のように話して，時間的な配慮についても了解を得る必要がある.

2 治療に関する説明

ⓐ 降圧治療の指導方向：降圧薬服用開始の壁をどうする

　治療は「生活習慣の修正」と「降圧薬服用」が両輪であることを，医師自身も今一度確認する必要がある．これは，「高血圧の診断＝降圧薬の服用」と短絡させてしまうことへの戒めである．患者自身が，「薬を一生飲まなければいけない」という強迫観念に捕らわれることを回避するうえでも重要である.

> 『高血圧の治療とは“薬を飲め”ではないですよ．薬を飲んできちんと血圧が下がって，止められる方もいらっしゃいます．血管が硬くなる前にきちんと血圧を下げることが，一生飲む薬の数を減らすことにもつながります．』

　この話をすることが，減塩や運動の重要性をより理解させることにもなる．最初に投薬を開始する時に必ず行わなければならないこととして肝に銘ずるべ

1 高血圧の診断と疫学

2 二次性高血圧のスクリーニング

3 臓器障害の評価

4 治療計画の策定

5 生活習慣の修正

6 降圧薬治療

7 治療抵抗性高血圧

8 合併症を有する高血圧の管理

9 女性の高血圧

10 専門医に紹介するポイント

11 患者指導のポイント

きである.

 『わたしは○○さんと一緒に，薬を減らすことを考えていきますから大丈夫ですよ．共同作業を続けていきましょう．』

 『早くから薬物治療を行いながら，生活習慣の改善に頑張って取り組むことができたら，降圧薬の量を減らしたり，中止することも夢ではありませんよ．』

Ⓑ 降圧治療の指導方向：降圧薬増量の壁をどうする

　実際の降圧治療の場面では，次のことを念頭におくべきである．個々の薬剤の降圧力は，1剤約10〜15 mmHgと考えると良い．生活習慣の改善が前提条件とはなるが，初診時の血圧レベルによって，併用薬剤数を患者に提示することが可能である．

　家庭血圧の降圧目標値が収縮期血圧125 mmHgの場合，治療前の血圧値が140 mmHgであれば1剤，155 mmHgであれば2剤，170 mmHgであれば3剤程度と，必要となる降圧薬数について，あらかじめ患者に説明することで，降圧薬増量時の抵抗やトラブルが避けられる．

 『○○さん，今の血圧の値は，170 mmHgですから，今後3種類のお薬を合わせて飲んでいただくようになると思います．もちろん，徐々にお薬を足していくことになりますが，○○さんも塩分の取り方に注意したり，運動して体重を減らすことができれば，お薬の量や数を少なくできるはずです．』

Ⓒ 降圧の判定：降圧薬増量タイミングの壁をどうする

　降圧効果の判定はあまり急がず，処方開始後2週間，1ヵ月，3ヵ月と順を追ってある程度の血圧に持っていければよい．Ca拮抗薬は約2週間〜1ヵ月，アンジオテンシンⅡ受容体拮抗薬（ARB）は約1ヵ月〜3ヵ月，ARB/利尿薬配合剤は約2週間〜1ヵ月，ARB/Ca拮抗薬配合剤は約2週間〜3ヵ月で効果が安定すると考えられる．

　患者には処方開始時に，治療計画の期間を提示することが大切であり，次の併用に関しては妥協せずに増量や追加を行うべきである．

『○○さん，今の血圧の値は 150 mmHg ですから，今後 2 種類の
お薬を合わせて飲んでいただくようになると思います．まず ARB
という種類の△△△という名前の薬を使います．十分に効き目が
出るまで，3 ヵ月近くかかるかもしれません．家庭血圧をきちん
と測って様子を見ていきましょう．それで血圧が十分に下がらな
ければ，Ca 拮抗薬という種類の▲▲▲という名前のお薬を加えて
いくかもしれません．先のことですから，まずは家庭血圧を毎日測
りましょう．』

実地高血圧医療学を支える患者指導のまとめ

　本書は実地臨床医のアイデア帳として日常診療に活用していただければ幸
いである．

　医師にとって，目の前の患者に対してどの方策がいちばん良いか，いろい
ろな選択肢がありアレンジもある．それぞれの患者との関係性の中で，最終
的な形が個々の医師の中にできれば素晴らしい．

　実施診療においてパーフェクトな医師-患者関係の構築は存在せず，あるの
は実地臨床医の矜持である．医師の思いや願いを患者に届けたい．そのため
には理論だけでなく，実践，それも実践可能な実践をと切に願う．医師-患者
関係を考慮したコミュニケーションは，高血圧という病気の自然史を変える
可能性を秘めている．

1 高血圧の診断と疫学

2 二次性高血圧のスクリーニング

3 臓器障害の評価

4 治療計画の策定

5 生活習慣の修正

6 降圧薬治療

7 治療抵抗性高血圧

8 合併症を有する高血圧の管理

9 女性の高血圧

10 専門医に紹介するポイント

11 患者指導のポイント

▌アンジオテンシン変換酵素（ACE）阻害薬

　血中および組織中の RA 系抑制だけでなく，カリクレイン - キニン - プロスタグランジン系を増強する作用も降圧効果にかかわっている．単剤での降圧効果は ARB とほぼ同等かやや弱い，心血管イベントや全死亡リスクの低減効果は ARB と同等，とされる．副作用では空咳，血管神経性浮腫がある．特定の吸着器や膜によるアフェレーシスや血液透析では，ショックやアナフィラキシー様症状を発症する危険があり禁忌．多くが腎排泄性であり，腎障害時は少量から投与．その他の注意点は ARB と共通．

一般名（製品名）	降圧薬としての用量	高血圧以外の適応／*特記事項
カプトプリル （カプトリル）	1日3回，1回12.5 ～ 25 mg，最大用量 150 mg	
長時間作用型カプトプリル （カプトリル R）	1日2回，1回18.75 ～ 37.5 mg	
エナラプリル （レニベース）	1日1回，5 ～ 10 mg	慢性心不全（軽症〜中等症）
ペリンドプリル （コバシル）	1日1回，2 ～ 4 mg，最大用量 8 mg	
リシノプリル （ロンゲス，ゼストリル）	1日1回，10 ～ 20 mg	慢性心不全（軽症〜中等症）
アラセプリル （セタプリル）	1日1 ～ 2回，1日用量25 ～ 75 mg，最大用量 1日100 mg	
デラプリル （アデカット）	1日2回，1日用量30 ～ 60 mg，最大用量 1日120 mg	
ベナゼプリル （チバセン）	1日1回，5 ～ 10 mg	
シラザプリル （インヒベース）	1日1回，0.5 ～ 1 mg，最大用量 2 mg	*肝硬変患者では過度の血圧低下を起こすことがあるので使用しない
イミダプリル （タナトリル）	1日1回，5 ～ 10 mg	1 型糖尿病に伴う糖尿病性腎症
テモカプリル （エースコール）	1日1回，2 ～ 4 mg	
キナプリル （コナン）	1日1回，5 ～ 20 mg	
トランドラプリル （オドリック）	1日1回，1 ～ 2 mg	

■ アンジオテンシンⅡ受容体拮抗薬（ARB）

　アンジオテンシンⅡの作用を抑制することによって降圧作用を発揮する．臓器保護作用も認められている．副作用は低頻度で忍容性が高い降圧薬である．妊婦や授乳婦への投与は禁忌，重症肝障害患者には慎重投与．両側性腎動脈狭窄例または単腎で一側性腎動脈狭窄例では，急速な腎機能の低下をきたすことがあるため原則禁忌．体液量減少や高度のナトリウム欠乏例にも準禁忌．高齢者や CKD 患者では腎機能が悪化することがあるので低用量から慎重に開始する．

一般名（製品名）	降圧薬としての用量	高血圧以外の適応／*特記事項
ロサルタン（ニューロタン）	1日1回，25〜50 mg，最大用量 100 mg	*尿酸低下作用
カンデサルタン（ブロプレス）	1日1回，4〜8 mg，最大用量 12 mg．腎実質性および腎障害を伴う場合は 1日1回2 mg から開始し，最大用量 8 mg	慢性心不全
バルサルタン（ディオバン）	1日1回，40〜80 mg，最大用量 160 mg	
テルミサルタン（ミカルディス）	1日1回，20〜40 mg，最大用量 80 mg	
オルメサルタン（オルメテック OD 錠）	1日1回，10〜20 mg，最大用量 40 mg	
イルベサルタン（アバプロ，イルベタン）	1日1回，50〜100 mg，最大用量 200 mg	
アジルサルタン（アジルバ）	1日1回，20 mg，最大用量 40 mg	

■ 利尿薬

　食塩感受性が亢進した高血圧に効果が期待でき，体液過剰を合併した高血圧，治療抵抗性高血圧に対する降圧薬としても有用であり，心不全の予防効果にも優れる．少量から投与を開始することにより，副作用の発現を抑えて良好な降圧効果が得られる．他のクラスの降圧薬との併用によって降圧効果が増大する．副作用には，高尿酸血症，高中性脂肪血症，耐糖能低下など代謝系への悪影響，低ナトリウム血症，低カリウム血症，低マグネシウム血症などの電解質異常への悪影響がある．

サイアザイド利尿薬

一般名（製品名）	降圧薬としての用量	高血圧以外の適応
トリクロルメチアジド（フルイトラン）	添付文書の記載は 1日2〜8 mg とされているが，類似薬の臨床試験から推奨される用量は 1日1 mg 以下（1 錠以下）である	心性浮腫，腎性浮腫，肝性浮腫，月経前緊張症
ヒドロクロロチアジド	添付文書の記載は 1日25〜100 mg とされているが，臨床試験から推奨される用量は 1日12.5 mg 以下（1/2 錠）である	心性浮腫，腎性浮腫，肝性浮腫，月経前緊張症，薬剤（副腎皮質ホルモン，フェニルブタゾンなど）による浮腫
ベンチルヒドロクロロチアジド（ベハイド）	添付文書の記載は 1回4〜8 mg，1日2回とされているが，類似薬の臨床試験から推奨される用量は 1日2 mg 以下（1/2 錠）である	心性浮腫（うっ血性心不全），腎性浮腫，肝性浮腫

サイアザイド類似利尿薬

一般名（製品名）	降圧薬としての用量	高血圧以外の適応
インダパミド（ナトリックス，テナキシル）	添付文書上は1日2mgとされているが，臨床試験から推奨される用量は0.5〜1mgである	
メフルシド（バイカロン）	添付文書の記載は1回25〜50mg，1日2回とされているが，類似薬の臨床試験から推奨される用量は1日12.5mg以下（1/2錠）である	心性浮腫（うっ血性心不全），腎性浮腫，肝性浮腫
トリパミド（ノルモナール）	1回15mgを1日1〜2回とされているが，類似薬の臨床試験から推奨される用量は1日7.5mg以下（1/2錠）である	
メチクラン（アレステン）	1回150mgを1日1〜2回とされているが，類似薬の臨床試験から推奨される用量は1日75mg以下（1/2錠）である	

■ ジヒドロピリジン（DHP）系 Ca 拮抗薬

　長時間作用型DHP系Ca拮抗薬は24時間にわたる確実な降圧作用を有し，左室肥大や動脈硬化進展を抑制する．中心血圧低下作用，血圧変動性低減効果も優れる．糖・脂質・電解質代謝に悪影響を及ぼさない．臓器障害合併例や高齢者でも良い適応となる．特に推奨される病態は脳血管障害慢性期，左室肥大，狭心症など．

　L型カルシウムチャネルに加え，N型やT型のカルシウムチャネル拮抗作用を併せ持つ薬剤も使用されている．L型・N型拮抗薬は交感神経活動低下によりL型に認められる心拍数増加や血漿エピネフリン増加を認めないとされている．

　副作用は，血管拡張による低血圧，動悸，頭痛，ほてり感，顔面紅潮，浮腫などのほかに歯肉増生や便秘など．チトクロームP450（CYP3A4）によって代謝されるマクロライド系抗菌薬，アゾール系抗真菌薬，タクロリムス，HIVプロテアーゼ阻害薬，シメチジン，シクロスポリン，グレープフルーツジュースなどはDHP系Ca拮抗薬の代謝を遅らせ降圧効果を増強する．リファンピシン，フェノバルビタール，カルバマゼピンなどはCYP3A4を誘導し，Ca拮抗薬の降圧効果が減弱する．

一般名（製品名）	降圧薬としての用量	高血圧以外の適応／*特記事項
アムロジピン（ノルバスク，アムロジン）	1日1回，2.5〜10mg	狭心症 *血中半減期，作用持続時間が長く，効果発現が緩徐で，反射性交感神経活性化やRA系の活性化を生じにくい．最も頻用されている
ニフェジピン（アダラートカプセル，セパミット）	基本的に急速かつ短期の降圧，血行動態の変化をきたすため，現在降圧薬としての使用は推奨されない．舌下投与も同様の理由で行うべきではない（口腔粘膜からは吸収されないが，結局，嚥下により小腸より吸収され，急速な作用を発現する）	狭心症
ニフェジピン徐放錠（アダラートL，セパミット-Rカプセル）	1日2回，1回10〜20mg．アダラートカプセルよりは長時間作用型で，血行動態の変動も少ないが，急速な血管拡張作用に伴う症状，血圧の変動が認められる時は，より長時間作用型のニフェジピン（アダラートCR）が望ましい．妊娠20週以降の妊婦に投与可能	狭心症

一般名（製品名）	降圧薬としての用量	高血圧以外の適応／*特記事項
長時間作用型ニフェジピン徐放錠（アダラート CR）	1日1回，20〜40 mg，最大用量は 40 mg 1日2回（80 mg/日）. 妊娠 20 週以降の妊婦に投与可能	狭心症，異型狭心症
ニソルジピン（バイミカード）	1日1回，5〜10 mg	異型狭心症，狭心症
ニトレンジピン（バイロテンシン）	1日1回，5〜10 mg	狭心症
ニカルジピン（ペルジピン）	基本的に急速（最高血中濃度達成は投与後 1 時間），かつ短期の降圧，血行動態の変化をきたすため，現在，降圧薬としての使用は推奨されない	
ニカルジピン徐放錠（ペルジピン LA）	1日2回，1回 20〜40 mg	
ニルバジピン（ニバジール）	1日2回，1回 2〜4 mg	*L 型・T 型チャネル拮抗作用
アゼルニジピン（カルブロック）	1日1回，8〜16 mg	*L 型・T 型チャネル拮抗作用
マニジピン（カルスロット）	1日1回，10〜20 mg	
エホニジピン（ランデル）	1日 20〜40 mg，1〜2 回に分割，最大用量 60 mg	狭心症 *L 型・T 型チャネル拮抗作用
シルニジピン（アテレック）	1日1回，5〜10 mg，最大用量 20 mg	*L 型・N 型チャネル拮抗作用. RA系阻害薬に追加投与した時に蛋白尿の減少作用がアムロジピンに比較して優れている可能性が示されている. 長期的な腎予後については不明
アラニジピン（サプレスタカプセル，ベックカプセル）	1日1回，5〜10 mg，最大用量 20 mg	
ベニジピン（コニール）	1日1回，2〜4 mg，最大用量 8 mg	狭心症 *L 型・T 型・N 型チャネル拮抗作用
フェロジピン（スプレンジール）	1日2回，1回 2.5〜5 mg，最大用量 1回 10 mg	
バルニジピン（ヒポカ）	1日1回，1回 10〜15 mg	

▌ベンゾチアゼピン系 Ca 拮抗薬

末梢血管拡張作用は DHP 系 Ca 拮抗薬に比べると弱いが，刺激伝導系，特に房室結節伝導を強く抑制し，冠血流を増加させる. 血管拡張に伴う浮腫や反射性の交感神経亢進に伴う副作用は少ない. うっ血性心不全，Ⅱ度以上の房室ブロック，洞不全症候群のある患者では禁忌である. また，潜在性心疾患を有する高齢者やジギタリス，β遮断薬との併用には十分注意が必要である.

一般名（製品名）	降圧薬としての用量	高血圧以外の適応
ジルチアゼム（ヘルベッサー）	1日3回，1回 30〜60 mg	狭心症，異型狭心症

一般名（製品名）	降圧薬としての用量	高血圧以外の適応
ジルチアゼム徐放カプセル（ヘルベッサー R カプセル）	1日1回，100 ～ 200 mg	狭心症，異型狭心症

▌ 直接的レニン阻害薬

RA 系阻害薬が積極的適応となる病態にもかかわらず ARB や ACE 阻害薬が副作用などの理由によって使用できない場合に，特に適応がある．降圧効果や副作用は ARB，ACE 阻害薬と同等であり，アルブミン尿合併糖尿病患者におけるアルブミン尿減少効果も ARB と同等との報告がある．

一般名（製品名）	降圧薬としての用量	高血圧以外の適応／*特記事項
アリスキレン（ラジレス）	1日1回，150 mg，最大用量 300 mg	*長い血中半減期（40 時間）と高い組織移行性を有し，1 日 1 回の投与で長時間にわたる安定した降圧効果を示し，忍容性も良好である

▌ MR 拮抗薬

低レニン性高血圧に効果が期待でき，治療抵抗性高血圧に対しては少量から中等量の追加投与でさらなる降圧を期待できる．原発性アルドステロン症に対する薬物療法では中心的薬剤として使用される．臓器保護効果があり，心不全や心筋梗塞後において予後を改善することを示す大規模臨床試験が多い．RA 系阻害薬との併用や腎機能障害，心不全などで高カリウム血症を生じることがあり，注意を要する．

一般名（製品名）	降圧薬としての用量	高血圧以外の適応／*特記事項
スピロノラクトン（アルダクトン A など）	主として併用で1日1回，25 ～ 50 mg（高血圧患者における用量設定に関する研究は少ない）．添付文書上の用量は 1 日 50 ～ 100 mg	うっ血性心不全，腎性浮腫，肝性浮腫，悪性腫瘍に伴う浮腫および腹水，栄養失調性浮腫 *男性の女性化乳房・インポテンス，女性では月経痛などの副作用がある
エプレレノン（セララ）	1日1回，50 mg，最大用量 100 mg	慢性心不全（ACE 阻害薬または ARB，β遮断薬，利尿薬などの基礎治療を受けている患者） *高血圧患者では，カリウム製剤の投与中，アルブミン尿または蛋白尿を呈する糖尿病性腎症，および中等度以上の腎障害（クレアチニン・クリアランス 50 mL/ 分未満）の患者には禁忌である（慢性心不全では慎重投与）
エサキセレノン（ミネブロ）	1日1回，2.5 ～ 5 mg	

カリウム保持性利尿薬（MR 拮抗作用を有しない，アミロライド感受性上皮型ナトリウムチャネル抑制作用）

一般名（製品名）	降圧薬としての用量	高血圧以外の適応
トリアムテレン（トリテレンカプセル）	1日1回，50 mg（サイアザイド系利尿薬との併用が望ましい）	うっ血性心不全，肝性浮腫，腎性浮腫

▌血管拡張薬

　速効性があるので高血圧緊急症に用いられる．妊娠初期，妊娠高血圧症候群にも安全に使用できる．副作用として狭心症，頭痛，動悸，頻脈，浮腫がみられる．劇症肝炎の報告もあり，肝障害者への投与は禁忌である．連用で全身性エリテマトーデス様の症状が発現することがある．

一般名（製品名）	降圧薬としての用量	高血圧以外の適応
ヒドララジン塩酸塩（アプレゾリン）	1 回 20 〜 50 mg，1 日 30 〜 200 mg，3 〜 4 回に分服	

▌β遮断薬

　第一選択薬には含まれていないが主要降圧薬として位置づけられ，交感神経活性の亢進が認められる若年者の高血圧や労作性狭心症，心筋梗塞後，頻脈合併例，甲状腺機能亢進症などを含む高心拍出型症例，高レニン性高血圧，大動脈解離などに積極的な適応がある．

　β遮断薬は一様ではなく，大きくβ₁ 選択性，非選択性，α受容体遮断作用を併せ持つ薬剤に分けられる．一般的な高血圧に対して使用する場合は，長時間作用型β₁選択性の薬剤が使用されることが多い．

　単独または利尿薬との併用によって糖・脂質代謝に悪影響を及ぼすことがある．気管支喘息などの閉塞性肺疾患，徐脈，Ⅱ度以上の房室ブロック，レイノー症状，褐色細胞腫（α遮断薬と併用しない場合やαβ遮断薬以外）に対しては禁忌ないし慎重投与．冠攣縮を誘発する可能性があり，冠攣縮性狭心症例に用いる場合は Ca 拮抗薬と併用する．突然中止すると，離脱症候群として狭心症あるいは高血圧発作が生ずることがある．ベラパミルやジルチアゼムとの併用は，徐脈や心不全をきたしやすいので注意する．

β₁選択性，ISA（ー）

一般名（製品名）	降圧薬としての用量	高血圧以外の適応
アテノロール（テノーミン）	1 日 1 回，25 〜 50 mg，最大用量 100 mg	狭心症，頻脈性不整脈
ビソプロロールフマル酸塩（メインテート）	1 日 1 回，5 mg	狭心症，心室性期外収縮，頻脈性心房細動，慢性心不全
ビソプロロールテープ剤（ビソノテープ）	8 mg を 1 日 1 回，胸部，上腕部または背部のいずれかに貼布し，貼布後 24 時間ごとに貼り替える．中等度以上の腎機能低下例では 4 mg．降圧効果に関して 8 mg でビソプロロールフマル酸塩に対する非劣性を証明した	頻脈性心房細動
ベタキソロール塩酸塩（ケルロング）	1 日 1 回，5 〜 10 mg，最大用量 20 mg．腎実質性高血圧では添付文書上 1 日 1 回，5 mg，最大用量 10 mg	狭心症
メトプロロール酒石酸塩（セロケン，ロプレソール）	1 日 3 回，1 日 60 〜 120 mg，最大用量 240 mg	狭心症，頻脈性不整脈
メトプロロール酒石酸塩徐放錠（セロケン L，ロプレソール SR）	1 日 1 回，120 mg	狭心症，頻脈性不整脈

β₁選択性，ISA（＋）

一般名（製品名）	降圧薬としての用量	高血圧以外の適応
アセブトロール塩酸塩（アセタノール）	1 日 1 〜 2 回，1 日 200 〜 400 mg	狭心症，頻脈性不整脈
セリプロロール塩酸塩（セレクトール）	1 日 1 回，100 〜 200 mg，最大用量 400 mg	狭心症

非選択性，ISA（-）

一般名（製品名）	降圧薬としての用量	高血圧以外の適応
プロプラノロール塩酸塩（インデラル）	1日3回，1日30〜60 mg，最大用量1日120 mg	期外収縮，発作性頻拍の予防，頻拍性心房細動のレートコントロール，発作性心房細動の予防，洞性頻脈，褐色細胞腫手術時，片頭痛発作の発症抑制，右心室流出路狭窄による低酸素発作の発症抑制
プロプラノロール塩酸塩徐放カプセル	1日1回，60 mg，最大用量120 mg	狭心症
ニフラジロール（ハイパジールコーワ）	1日2回，1回3〜6 mg	狭心症
ナドロール（ナディック）	1日1回，30〜60 mg	狭心症，頻脈性不整脈

非選択性，ISA（+）

一般名（製品名）	降圧薬としての用量	高血圧以外の適応
カルテオロール塩酸塩（ミケラン）	1日2〜3回，1日10〜15 mg，最大用量30 mg	狭心症，心臓神経症，不整脈，小児用はファロー四徴症におけるチアノーゼ発作時
カルテオロール塩酸塩徐放カプセル（ミケラン LA）	1日1回，15 mg，最大用量30 mg	
ピンドロール（カルビスケン）	1日3回，1日15 mg，最大用量30 mg	洞性頻脈，狭心症
ピンドロール持続性カプセル（ブロクリン -L カプセル）	1日1回，15 mg	

α β遮断薬

一般名（製品名）	降圧薬としての用量	高血圧以外の適応	α遮断：β遮断
カルベジロール（アーチスト）	1日1回，10〜20 mg	狭心症，慢性心不全	1：8
アモスラロール塩酸塩（ローガン）	1日2回，1回10 mg，最大用量1日60 mg		1：1
アロチノロール塩酸塩	1日2回，1回5 mg，最大用量1日30 mg	狭心症，頻脈性不整脈，本態性振戦	1：8
ラベタロール塩酸塩（トランデート）	1日3回，1回50 mg，最大用量450 mg		1：3
ベバントロール塩酸塩（カルバン）	1日2回，1回50 mg，最大用量200 mg		1対14．Ca 拮抗作用も有する

中枢性交感神経抑制薬

一般名（製品名）	降圧薬としての用量	高血圧以外の適応／*特記事項
クロニジン塩酸塩（カタプレス）	1日3回，1回0.075〜0.15 mg	*主に早朝高血圧に対して眠前に投与される．眠気，口渇，倦怠感，インポテンスなど副作用が多い．突然中止すると離脱症状が出現する．ナトリウムおよび水分貯留がみられることから，利尿薬の併用が必要となることがある
グアナベンズ酢酸塩（ワイテンス）	1日2回，1回2 mg	
メチルドパ水和物（アルドメット）	1日250〜2,000 mg，1〜3回に分割	*立ちくらみに注意すべきである．腎機能障害，妊娠高血圧症候群にも安全に使用できる

α₁遮断薬

一般名（製品名）	降圧薬としての用量	高血圧以外の適応
ドキサゾシンメシル酸塩（カルデナリン）	1日1回，0.5〜4 mg，最大用量8 mg．褐色細胞腫では最大用量16 mg	
ブナゾシン塩酸塩（デタントール）	1日3〜6 mg，2〜3回に分割，最大用量1日12 mg．短時間作用型は副作用が出現しやすく，原則として長時間作用型を使用すべきである	
ブナゾシン塩酸塩徐放製剤（デタントール R）	1日1回，3〜9 mg	前立腺肥大に伴う排尿障害
テラゾシン塩酸塩水和物（ハイトラシン，バソメット）	1日2回，1回0.5〜2 mg，最大用量1日8 mg	前立腺肥大に伴う排尿障害
プラゾシン塩酸塩（ミニプレス）	1日1.5〜6 mg，2〜3回に分割．短時間作用型であり，特殊な場合を除き推奨されない	前立腺肥大に伴う排尿障害
ウラピジル（エブランチル）	1日30〜120 mg，2回に分割	前立腺肥大に伴う排尿障害，神経因性膀胱に伴う排尿困難
フェントラミンメシル酸塩（レギチーン）	褐色細胞腫の手術前・手術中の血圧調整に使用し，手術前は1回5 mg静・筋注，手術後は血圧状態を見て1〜5 mgを適宜静注	褐色細胞腫の診断

配合剤：ARB ＋利尿薬

一般名（製品名）	降圧薬としての用量
ロサルタン／ヒドロクロロチアジド（プレミネント LD，HD）	1日1回，ロサルタン50 mg（LD），100 mg（HD）／ヒドロクロロチアジド12.5 mg
カンデサルタン／ヒドロクロロチアジド（エカード LD，HD）	1日1回，カンデサルタン4 mg（LD），8 mg（HD）／ヒドロクロロチアジド6.25 mg
バルサルタン／ヒドロクロロチアジド（コディオ MD，EX）	1日1回，バルサルタン80 mg／ヒドロクロロチアジド6.25 mg（MD），12.5 mg（EX）

一般名（製品名）	降圧薬としての用量
テルミサルタン／ヒドロクロロチアジド（ミコンビ AP，BP）	1 日 1 回，テルミサルタン 40 mg（AP），80 mg（BP）／ヒドロクロロチアジド 12.5 mg
イルベサルタン／トリクロルメチアジド（イルトラ LD，HD）	1 日 1 回，イルベサルタン 100 mg（LD），200 mg（HD）／トリクロルメチアジド 1 mg

▌配合剤：ARB ＋ DHP 系 Ca 拮抗薬

一般名（製品名）	降圧薬としての用量
カンデサルタン／アムロジピン（ユニシア LD，HD）	1 日 1 回，カンデサルタン 8 mg／アムロジピン 2.5 mg（LD），5 mg（HD）
バルサルタン／アムロジピン（エックスフォージ）	1 日 1 回，バルサルタン 80 mg／アムロジピン 5 mg
テルミサルタン／アムロジピン（ミカムロ AP，BP）	1 日 1 回，テルミサルタン 40 mg（AP），80 mg（BP）／アムロジピン 5 mg
イルベサルタン／アムロジピン（アイミクス LD，HD）	1 日 1 回，イルベサルタン 100 mg／アムロジピン 5 mg（LD），10 mg（HD）
オルメサルタン／アゼルニジピン（レザルタス LD，HD）	1 日 1 回，オルメサルタン 10 mg（LD），20 mg（HD）／アゼルニジピン 8 mg（LD），16 mg（HD）
アジルサルタン／アムロジピン（ザクラス LD，HD）	1 日 1 回，アジルサルタン 20 mg／アムロジピン 2.5 mg（LD），5 mg（HD）
バルサルタン／シルニジピン（アテディオ）	1 日 1 回，バルサルタン 80 mg／シルニジピン 10 mg

▌配合剤：ARB ＋ DHP 系 Ca 拮抗薬＋利尿薬

一般名（製品名）	降圧薬としての用量
テルミサルタン／アムロジピン／ヒドロクロロチアジド（ミカトリオ）	1 日 1 回，テルミサルタン 80 mg／アムロジピン 5 mg／ヒドロクロロチアジド 12.5 mg

▌配合剤：DHP 系 Ca 拮抗薬＋スタチン

一般名（製品名）	適 応	降圧薬としての用量	高血圧以外の適応
アムロジピン／アトルバスタチン（カデュエット 1 番，2 番，3 番，4 番）	高血圧症または狭心症と，高コレステロール血症または家族性高コレステロール血症を併発している患者	1 日 1 回，アムロジピン 2.5 mg／アトルバスタチン 5 mg（1 番），10 mg（2 番）．アムロジピン 5 mg／アトルバスタチン 5 mg（3 番），10 mg（4 番）	狭心症と高コレステロール血症または家族性高コレステロール血症

索 引

検印省略

高血圧診療ガイド2020

定価（本体 1,200円 ＋ 税）

2020年4月1日　　第1版　第1刷発行

編集者　　日本高血圧学会　高血圧診療ガイド2020作成委員会
発行者　　浅井　麻紀
発行所　　株式会社 文光堂
　　　　　〒113-0033　東京都文京区本郷7-2-7
　　　　　TEL　（03）3813 - 5478（営業）
　　　　　　　　（03）3813 - 5411（編集）

© 日本高血圧学会　高血圧診療ガイド2020作成委員会, 2020
印刷・製本：加藤文明社

ISBN978-4-8306-2060-7　　　　　　　　Printed in Japan